L'HOMME

STRUCTURE ET FONCTIONS DE SES ORGANES

DÉMONTRANT

L'EXISTENCE DE DIEU

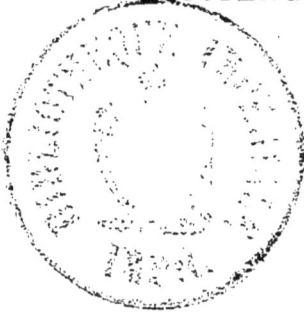

CORBEIL, TYP. ET STÉR. DE CRÉTÉ.

L'HOMME

STRUCTURE ET FONCTIONS DE SES ORGANES

DÉMONTRANT

L'EXISTENCE DE DIEU

PAR

CHARLES ROQUETTE

DOCTEUR EN MÉDECINE

> Quam magnificata sunt opera tua,
> Domine ! omnia in sapientia fecisti :
> impleta est terra possessione tua.
>
> (*Liber Psalmorum*, Psalm. c.)

Avec figures intercalées dans le texte.

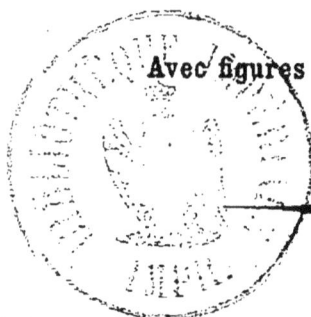

PARIS

J. B. BAILLIÈRE ET FILS

LIBRAIRES DE L'ACADÉMIE IMPÉRIALE DE MÉDECINE

Rue Hautefeuille, 19, près le boulevard Saint-Germain

Londres	Madrid
HIPPOLYTE BAILLIÈRE	C. BAILLY-BAILLIÈRE

LEIPZIG, E. JUNG-TREUTTEL, QUERSTRASSE, 10

1867

Tous droits réservés.

PRÉFACE.

En offrant au public *l'homme, structure et fonctions de ses organes*, j'accomplis une promesse faite à Dieu et je rends un service à la société.

Il y a de cela une vingtaine d'années : il me semble que c'était hier ! j'étudiais l'anatomie sous la direction particulière du docteur Demarquay, alors prosecteur de la Faculté de médecine de Paris, et aujourd'hui l'un des plus habiles chirurgiens des hôpitaux de la capitale. Les descriptions si claires de mon maître, les démonstrations qu'il faisait sur le cadavre, après les dissections le plus habilement exécutées, tout en m'instruisant me pénétraient, chaque jour, d'admiration, et me permettaient de comprendre toute la justesse de ces lignes tombées, il y a dix-sept siècles, de la plume d'un médecin païen, de Galien, à une époque, pourtant, où l'anatomie n'existait pas :

« Sacrum sermonem quem ego conditoris nostri verum hymnum compono, existimoque in hoc veram esse pietatem, non si taurorum hecatombas ei plurimas sacrificaverim, et casias aliaque sexcenta odoramenta ac unguenta suffumigaverim, sed si noverim ipse primus, deinde et aliis exposuerim, quænam sit ipsius sapientia, quæ virtus, quæ bonitas (1). »

Qu'écrirait donc Galien, pensais-je en disséquant sous l'œil du docteur Demarquay, s'il lui était donné de connaître et de voir ce que nous savons et ce que nous admirons ?

Que diraient les hommes qui nient l'existence d'un Dieu créateur, infiniment bon et infiniment savant, s'ils

_____

(1) Galien, *De usu partium*, lib. III.

pouvaient voir et toucher ce que nous contemplons et ce que nous palpons !

Ces pensées, et la connaissance de cette parole de l'Écriture : « Dieu a choisi les faibles de ce monde pour combattre et vaincre les forts, » me firent prendre la résolution de faire connaître, à tous les hommes, sous une forme et dans un langage à la portée de chacun d'eux, combien est admirable la structure de notre corps, quelle est la science qui a présidé à notre création, quelles ont été, envers nous, la sagesse et la bonté de celui que l'on nomme, à bien juste titre, le bon Dieu.

Hélas ! quand il s'est agi de me mettre à l'œuvre, effrayé par la difficulté de la tâche que je voulais remplir, j'ai temporisé, à un tel point, que c'est seulement au bout de plus de seize années de possession de mon diplôme de docteur en médecine, que j'accomplis, par *l'homme, structure et fonctions de ses organes,* le vœu de ma jeunesse.

L'homme, structure et fonctions de ses organes, est un livre appelé à rendre service à la société, car il prouve, d'une manière irréfutable, l'existence de Dieu.

Or, prouver l'existence de Dieu, c'est le faire craindre, c'est surtout le faire aimer :

La crainte de Dieu est le commencement de la sagesse : *Initium sapientiæ timor Domini* (1).

L'amour de Dieu rend les hommes meilleurs et plus heureux ; il détache leurs pensées de la terre pour les porter vers le ciel ; il met l'espoir à la place du découragement ; il remplace l'égoïsme par la charité ; il fait régner dans le monde la paix et le bonheur, autant que cela est possible sur une terre d'exil.

Nantes, novembre 1866.

CHARLES ROQUETTE.

D. M. P.

(1) *Liber Psalmorum,* psalm. cx, 9.

LES ATHÉES.

On appelle athée (1) celui qui nie la Divinité, qui ne croit pas en Dieu.

Le but de *L'homme, structure et fonctions de ses organes*, étant de prouver que Dieu existe, je suis donc obligé, en commençant ce livre, de faire connaître les athées dont le nombre augmente malheureusement tous les jours.

Les athées forment deux grandes classes.

Dans la première, je placerai tous les athées de bonne foi ; tous les athées de mauvaise foi constitueront la seconde.

Les athées de bonne foi sont, pour la plupart, des ignorants ou des savants hardis et égarés qui raisonnent mal : de là, deux catégories d'athées de bonne foi :

Les athées de bonne foi par ignorance,

Les athées de bonne foi par orgueil.

Les athées de bonne foi par ignorance doivent presque tous leur athéisme à leurs parents.

Des gens vicieux ou négligents se contentent d'envoyer leurs enfants au catéchisme juste le temps nécessaire pour l'admission à la première communion.

D'autres, non-seulement dans la classe pauvre, mais j'en connais, malheureusement, dans la classe élevée et riche, ne se donnent même pas la peine de leur faire remplir ce devoir sacré. Aussi, qu'arrive-t-il ? ces malheureux enfants, arrivés à l'âge où il faut jouer un rôle dans la société, se trouvent lancés dans le tourbillon du monde sans instruction religieuse, sans nourriture spirituelle, sans aucune idée juste des devoirs qu'ils ont à remplir, et de l'amour qu'ils doivent à un Dieu dont ils ne paraissent, plus tard, connaître l'existence que pour blasphémer son saint nom dans leurs rixes et leurs orgies : — tels sont les athées de bonne foi par ignorance.

(1) Le mot *athée* vient du mot grec ἄθεος, qui veut dire *sans Dieu*. Il est formé lui-même d'ἀ privatif, qui signifie l'absence, le manque, et de Θεός, Dieu.

Les athées de bonne foi par orgueil sont des savants qui, voulant comprendre la Divinité et ne le pouvant pas, finissent par croire qu'elle est imaginaire.

La matière première, disent-ils, existait de toute éternité, et les combinaisons chimiques, les propriétés physiques de la matière, l'électro-magnétisme, le thermo-magnétisme, transformant successivement cette matière, ont produit, avec le temps, et par hasard, tout l'univers : tout ce qui est.

L'abus de la logique les a conduits là. Hommes, c'est-à-dire créatures finies, ils ont voulu comprendre Dieu : — l'infini !

Leur orgueil ne leur a pas permis de voir leur petitesse, et il a brisé leur intelligence contre l'éblouissement, cet écueil signalé par Montaigne, dans ces remarquables lignes :

« L'éblouissement est au bout de toutes nos recherches; c'est à nous de nous arrêter où l'éblouissement commence. » (MONTAIGNE.)

L'homme, structure et fonctions de ses organes montrera ce que valent les arguments des athées de bonne foi par orgueil.

Les athées de mauvaise foi sont les plus nombreux. Ce sont des gens qui cherchent à se persuader la non-existence de Dieu uniquement pour se livrer sans crainte à tous les caprices de leurs passions. Il y a vingt-neuf siècles qu'ils ont été flétris et qualifiés de fous par le prophète-roi quand il s'écriait : « Dixit insipiens in corde suo : Non est Deus (1). »

En un mot, les athées de mauvaise foi s'efforcent de ne pas croire en Dieu, et ils le renient, parce que Dieu les gêne : la source de leur athéisme est dans leurs passions : « Corrupti sunt et abominabiles facti sunt in iniquitatibus; non est qui faciat bonum (2). »

L'ignorance, l'orgueil et la corruption sont donc le seules causes de l'athéisme.

(1) *Liber Psalmorum*, Psalm. LII.
(2) *Ibid*.

L'HOMME

STRUCTURE ET FONCTIONS DE SES ORGANES

DÉMONTRANT L'EXISTENCE DE DIEU.

PLAN DE L'OUVRAGE.

Pour forcer à croire en Dieu, je prendrai seulement le corps humain, dont les athées ne peuvent nier l'existence, dont il leur sera très-facile de comprendre la perfection ; et je leur poserai le dilemme suivant :

De deux choses l'une : ou nous sommes les créatures d'un Dieu, ou nous avons été formés par le hasard secondé par les combinaisons chimiques d'une matière existant de toute éternité.

Si nous sommes l'œuvre d'un Dieu, notre corps , examiné impartialement, pièce par pièce, avec autant d'attention qu'un horloger en apporte dans l'examen des rouages d'une montre qu'il veut apprécier, doit nous fournir des preuves d'un plan préconçu, de la réflexion et de la sage prévoyance de son auteur.

Au contraire, si nous sommes les produits du hasard et des combinaisons chimiques, comme le hasard et les combinaisons chimiques ne raisonnent pas, nous ne trouverons, dans le corps de l'homme, aucun indice de prévoyance et de réflexion.

Ceci posé, nous allons examiner le corps humain avec la plus rigoureuse impartialité, et je suis certain qu'après la lecture de l'*Homme, structure et fonctions de ses organes*, personne n'osera se dire athée.

Mais, avant d'entreprendre la tâche que je m'impose, je dois réclamer toute la bienveillance de ceux qui liront mon ouvrage, car je crois avoir droit à toute leur indulgence. D'abord, parce que, médecin dans la ville de Nantes, le temps que je consacre à écrire, dans un louable but, l'*Homme, structure et fonctions de ses organes*, etc., est pris sur les très-rares et courts instants que je puis dérober aux exigences de la pratique médicale.

Enfin, le sujet de cet ouvrage est très-aride, difficile à traiter ; il force à répéter, fréquemment, des phrases que l'on voudrait éviter, et surtout des mots que, faute de synonymes, l'on ne peut empêcher de tomber de sa plume.

Malgré cela, j'essayerai d'exposer les choses le plus intelligiblement possible, j'intercalerai, dans le texte, des figures partout où elles seront nécessaires, et, parfois, pour varier la monotonie du sujet, pour être plus clair, je m'adresserai au lecteur comme si je causais avec lui.

OSTÉOLOGIE

On donne le nom d'Ostéologie, — de ὄστεον, os, et de λόγος, discours, — à la partie de l'anatomie qui traite des os et du squelette.

Le corps de l'homme, à première vue, n'offre rien d'irrégulier, rien qui porte le cachet du hasard. Il possède une charpente formée par ce que l'on appelle le squelette, c'est-à-dire par l'ensemble des os solidement liés, entre eux, de manière à constituer un tout. — Le nombre des os, chez l'homme, est de 253.

Cette charpente, sur laquelle est attaché tout l'organisme, avait besoin, pour remplir convenablement le rôle qu'elle est appelée à jouer, — rôle de support et de protection, — d'être faite solidement, et, de plus, il fallait,

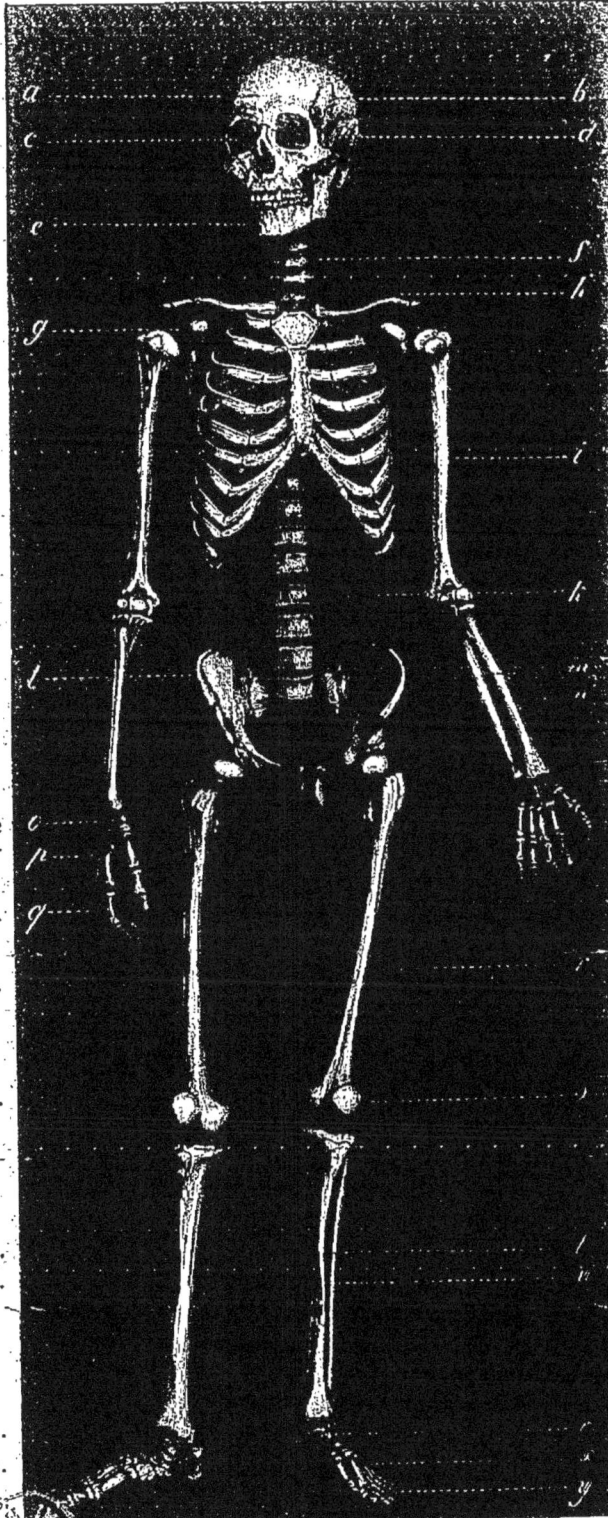

a, os frontal.
b, os pariétal.
c, orbite....
d, os tempo-
    ral......
e, mâchoire
    inférieure..
f, vertèbres
    cervicales..
h, clavicule..
g, omoplate..

i, humérus..

k, vertèbres
    lombaires..

l, os iliaque..
m, cubitus...
n, radius....

o, os du carpe
p, os du mé-
    tacarpe...

q, phalanges.

r, fémur....

s, rotule....

t, tibia.....
u, péroné...

v, tarse....
x, métatarse.
y, phalanges.

Publié par J. B. Baillière et fils.

Fig. 1. — SQUELETTE DE L'HOMME.

une fois créée, qu'elle fût continuellement en-
tretenue dans sa solidité : — ce que notre
charpente demandait lui a été donné ; nos os
sont d'une dureté pierreuse, tout en étant organisés et vivants.

Le squelette, comme vous le montre la
figure 1, n'est point une charpente faite sans
réflexion ; il forme une sculpture osseuse,
symétrique, régulière, composée d'une pièce
centrale, — la colonne vertébrale, — que
couronne un renflement considérable, — le
crâne, — et que termine une réunion de vertèbres soudées, que l'on appelle *sacrum* et
coccyx.

A la colonne vertébrale ont été ajoutés des
appendices qui sont :

Au-dessous du crâne, une partie osseuse
très-compliquée qui est la charpente de la
face, formant deux pièces : les mâchoires,
que l'on désigne selon leur position, par les
noms de mâchoire supérieure et de mâchoire
inférieure.

Sur les parties latérales de la colonne vertébrale, douze arcs flexibles, élastiques et recourbés : les côtes, dont l'ensemble forme une espèce de cage fermée en avant par le sternum, petite colonne ayant la forme d'un bouclier osseux.

Enfin, s'appuient également sur la colonne vertébrale, au moyen de deux ceintures osseuses, l'une supérieure, l'autre inférieure, quatre prolongements, dont deux forment la charpente des membres supérieurs, et deux, celle des membres inférieurs.

Les os qui forment le squelette, étant destinés à servir de support ou de protection à tous les organes de l'édifice humain, avaient besoin d'une très-grande solidité et d'un certain volume : deux conditions qui devaient donner, à notre charpente, un poids énorme, gênant pour nous, car elles demandaient une quantité considérable de force pour mettre en mouvement les parties qui servent de leviers. Eh bien ! celui qui nous a créés avait prévu, avant de nous former, les difficultés que je viens de signaler, et, pour y remédier, pour

nous construire d'une manière aussi parfaite
que possible, il a pris des dispositions qui
prouvent, de sa part, de sérieuses réflexions et
des connaissances physiques très-élevées : — Le
Créateur a rendu creux tous nos os longs ; précisément ceux qui sont destinés à servir de leviers, et qui ont besoin d'être légers. Il a, de
plus, si bien disposé les choses, que cette cavité placée au centre des os, cavité cylindrique,
appelée cavité médullaire parce que c'est elle
qui renferme la moelle des os, allége l'os tout
en augmentant sa solidité, et, cela, d'après
cette loi physique établissant que : « Un cylindre creux, à masse et à hauteur égales, est
plus résistant qu'un cylindre plein. » D'où il
résulte, comme le disent très-bien M. Cruveilhier dans son traité d'anatomie, et tous les
physiciens dans leurs traités de physique, que les
os de l'homme, créés comme ils le sont, opposent plus de résistance que s'ils étaient pleins.
Donc, par l'artifice de la cavité médullaire, il
y a augmentation de solidité sans augmentation de poids.

Les os, pour constituer le squelette, sont unis entre eux, et cette union se fait ordinairement par leurs extrémités.

Ces extrémités, qui doivent servir, tout à la fois, aux insertions des ligaments qui unissent les os, à celles des tendons des muscles, à la réflexion de ces tendons, avaient besoin d'être plus volumineuses que le corps de l'os auquel elles appartiennent : — examinez le squelette, elles ont juste la grosseur et la forme qui leur sont nécessaires.

Les extrémités des os, étant beaucoup plus volumineuses que le corps de l'os, demandaient qu'il fût pris à leur égard des précautions. Créées massives, elles donneraient au squelette un poids très-gênant pour nous ; faites creuses, par la prolongation de la cavité médullaire, elles seraient d'une fragilité qui rendrait presque tous nos mouvements impossibles : — ce danger a été prévu :

Notre créateur a formé l'extrémité des os longs avec un tissu très-différent de celui qu'il a employé pour faire le corps de ces os.

Ce tissu, que nous nommons tissu spongieux, en raison de sa ressemblance avec celui des éponges, est une substance osseuse, composée de cellules et d'aréoles de forme irrégulière, de capacité variable, qui, communiquant toutes entre elles, constituent un tissu osseux, très-léger, et en même temps d'une solidité suffisante. — Le tissu spongieux a été créé, exprès, pour faire, à notre avantage, les parties des os qui avaient besoin d'être volumineuses. Il diffère, très-profondément, du tissu osseux appelé tissu compacte, employé à former le corps des os.

Le tissu compacte, qui constitue les parois de la cavité médullaire des os, présente des fibres fortement pressées les unes contre les autres de manière à donner un tissu serré, très-solide, et par conséquent beaucoup plus pesant que le tissu spongieux. — On ne le trouve, dans le squelette, que dans les endroits où il est indispensable; de même qu'on ne rencontre le tissu spongieux que sur les points où il est nécessaire.

Si, après ce coup d'œil général, jeté sur le squelette, nous examinons, en particulier, et aussi rapidement que possible, les différentes pièces de notre charpente et leur union entre elles, nous trouverons des preuves encore plus fortes de la science infinie qui a présidé à sa formation.

Portons d'abord nos regards sur cette colonne centrale que l'on appelle la colonne vertébrale ou le rachis, car elle est la pièce principale de notre édifice, puisqu'elle en est le soutien.

Base de notre charpente, support des principaux appareils de notre organisme, centre de notre économie sous le point de vue des mouvements, la colonne vertébrale avait besoin d'être tout à la fois solide et flexible. — Eh bien, pour la résistance comme pour le mouvement, le Créateur a tout prévu avant de la créer, et il a satisfait à toutes les exigences en la composant de vingt-six os, différents, superposés et comme empilés.

Examinons une de ces vingt-six pièces, —

une vertèbre. — Cet examen fera comprendre très-facilement ce que j'ai à dire sur la
colonne vertébrale.

Toute vertèbre, — chacun des vingt-six
os, — devant servir de protection à la moelle
épinière, dont je parlerai plus tard, et en même
temps de soutien à notre corps, se compose de
deux parties :

1° D'une espèce de renflement ou cylindre
plein qui est le corps de la vertèbre.

2° D'un trou, appelé trou vertébral ou rachidien, destiné à loger la moelle.

Le trou vertébral, situé derrière le cylindre
plein, est fermé, en arrière et latéralement,
par deux arcs sur lesquels s'élèvent des éminences, très-prononcées, connues sous le nom
d'apophyses.

Trois de ces apophyses, nommées apophyses
épineuses et transverses, servent à des insertions musculaires.

Les quatre autres, — apophyses articulaires, — servent aux articulations.

Deux des apophyses articulaires unissent la

vertèbre que nous examinons avec la vertèbre
qui est au-dessus d'elle, tandis que les deux
autres l'unissent à celle qui est au-dessous.

Latéralement, au point où l'arc qui supporte
les apophyses et qui ferme le trou rachidien
se sépare du corps de la vertèbre, nous
trouvons des échancrures, deux supérieures
et deux inférieures, concourant, avec les
échancrures semblables des vertèbres qui sont
au-dessus et au-dessous, à former des trous,
appelés trous de conjugaison, dont la destination est de donner passage à des vaisseaux
et à des nerfs.

Empilez, les uns sur les autres, vingt-six os
semblables à celui que je viens de décrire, et
vous aurez une colonne dont la face antérieure
sera un cylindre solide, dont le milieu sera
un canal cylindrique, dont les parties postérieures et latérales seront une série d'aspérités
et de petits trous qui ne sont autre chose que
l'ensemble des trous de conjugaison et des
apophyses épineuses, transverses et articulaires : — telle est la colonne vertébrale.

A quoi bon cette multiplicité d'os tous articulés entre eux, non-seulement au moyen
des apophyses articulaires, mais encore, pour
plus de solidité, par le corps de la vertèbre,
au moyen de rondelles blanches, flexibles et
élastiques, placées entre le corps de chaque
vertèbre comme le sont les pièces de drap
entre chacun des éléments qui constituent
la pile de Volta? à quoi bon tous ces os? —
Cette quantité de pièces prouve la prévoyance
et la réflexion de celui qui nous a créés.
Formée d'un seul ou même de quelques os, la
colonne vertébrale serait inflexible: nous ne
pourrions pas nous ployer; elle serait de plus
d'une fragilité extrême. Le grand nombre de
pièces qui entrent dans sa composition a donc
pour but de rendre notre rachis flexible et
d'en assurer la solidité.

Ce que j'avance n'a pas besoin de preuves.
Vous comprenez facilement que les coups et
les chutes qui auraient fracturé un seul et
même quelques os ne peuvent rien contre un
si grand nombre de pièces, et cela, en raison

de la décomposition de mouvement qui a lieu dans chacune de leurs articulations.

La colonne vertébrale n'est pas droite, elle offre quatre légères courbures :

— Une convexité au cou.

— Une concavité à la région dorsale, — au dos.

— Une convexité à la région lombaire, — au niveau des reins.

— Une concavité à la région sacro-coccygienne, — dans le bassin.

Ces courbures n'ont qu'un but : celui d'augmenter dans le sens vertical la résistance de la colonne vertébrale d'après cette loi de la physique qui prouve que, de deux tiges semblables, celle qui présente des inflexions alternatives résiste plus à une pression verticale que celle qui est droite, et cela, en raison de la décomposition de mouvement qui a lieu dans chaque courbure. — Notre créateur s'est appuyé sur une loi physique pour façonner notre colonne vertébrale; on est donc forcé de conclure qu'il réfléchit et qu'il est physicien.

Considérez, sur le squelette, la face postérieure de la colonne vertébrale; vous trouverez que la crête formée par les apophyses épineuses, — l'épine du dos, — offre une forme différente dans les diverses régions de cette colonne; eh bien, les plus petites différences de forme que nous présente cette crête sont, évidemment, le fruit de la réflexion du Créateur. Bien mieux; celui qui nous a faits a placé les apophyses articulaires, épineuses et transverses dans les positions les plus avantageuses pour servir, tout à la fois, de protection au canal rachidien, de moyen d'union, de bras de leviers, et de points d'attaches aux muscles. Les trous de conjugaison, qui sont si nombreux, sont tous utilisés; nous pouvons donc proclamer, bien haut, que la colonne vertébrale offre, à l'anatomiste et au médecin, une preuve irrécusable de la prévoyance et de la science du Créateur. Car, au milieu de l'irrégularité apparente de cette pièce, on peut mettre au défi qui que ce soit de trouver le plus faible tubercule, la plus légère différence de

formes, le plus petit trou, qui n'aient une utilité très-évidente et une destination bien mar-
quée.

J'abandonne la colonne vertébrale, car j'en
ai dit assez sur son compte pour prouver qu'elle
n'est pas le produit du hasard, et cependant
ce que j'ai fait connaître n'est rien auprès de
ce que je pourrais faire admirer si je ne crai-
gnais pas d'être inintelligible pour beaucoup
de lecteurs.

Je laisse de côté, 1° tout ce que pourrait nous
offrir d'admirable l'examen des caractères dif-
férentiels du corps des vertèbres des différentes
régions de la colonne vertébrale, et celui des
caractères des apophyses, portant toutes le
sceau de la réflexion de leur créateur; 2°, le ren-
forcement progressif de la colonne vertébrale
à partir de sa partie supérieure à sa partie
inférieure, prouvant, très-clairement, la destination de l'homme à l'attitude bipède; 3°, les
renforcements partiels des divers points du
rachis, placés, par le Créateur, seulement
dans les endroits où ils sont nécessaires.

Je ne parlerai pas des moyens de protection du canal vertébral, ni des articulations des vertèbres entre elles : articulations réunissant toutes les conditions désirables de solidité et de mobilité.

Je ne décrirai pas l'articulation si admirable de la tête avec la colonne vertébrale ; car j'ai assez à choisir, dans le vaste champ des preuves de l'existence de Dieu que j'ai devant moi. Je ne terminerai cependant pas sans dire que la colonne vertébrale, dont le poids serait gênant pour nous si elle était formée de tissu compacte, est construite, en grande partie, avec du tissu spongieux ; et que, dans toute cette pièce, si compliquée, vous ne trouverez de tissu compacte que dans les apophyses servant aux insertions musculaires, c'est-à-dire, dans les seuls points qui ont besoin d'une grande solidité.

De l'examen de la colonne vertébrale nous passons, naturellement, au crâne. Sa forme étant celle d'une boîte ovoïde, il pourrait être formé par un seul os. Mais, s'il était ainsi fait, un coup un peu violent, la moindre chute sur la tête, occasionneraient des fractures qui seraient mortelles. C'était donc un cas à prévoir, — il a été prévu.

Pour prévenir, autant que possible, les fractures du crâne, le Créateur a employé huit os au lieu d'un seul : — le frontal, les deux pariétaux, les deux temporaux, l'occipital, l'ethmoïde et le sphénoïde, — pour former cette boîte osseuse destinée à servir de réceptacle et de protecteur à l'organe le plus important du corps de l'homme : au cerveau.

Les os qui constituent le crâne, étant des os courbes, doivent s'articuler, — être unis entre eux, — par des bords qui offrent forcément peu d'étendue. Or, la solidité d'une articulation étant en raison de l'étendue des surfaces en contact, les articulations du crâne auraient été bien peu solides si elles avaient été créées sans réflexion. — Admirons la sagesse qui a présidé à leur formation !

Notre créateur a donné, à la circonférence

de chacun des os du crâne, le plus d'épaisseur possible.

— Il a armé les bords articulaires de ces os de dents, plus ou moins longues, suivant les besoins.

— Il a donné une disposition sinueuse à ces bords pour décupler les surfaces juxtaposées.

— Enfin, il a taillé les bords des os du crâne en biseaux afin de multiplier les surfaces qui se prêtent au point d'appui, et permettez-moi de faire remarquer qu'il les a taillés en biseaux tantôt dans un sens, tantôt dans un autre ; disposition admirable qui assure la solidité des articulations du crâne.

Il fallait encore une précaution. Malgré la multiplicité des pièces, un point restait faible ; la voûte du crâne, très-peu protégée et très-exposée, pouvait être le siége de fractures, ou, tout au moins, de désarticulations fréquentes ; il n'en est rien : — notre créateur a rendu la voûte du crâne, qui nous paraît si fragile, très-résistante par un mécanisme remarquable : son doigt puissant a tellement disposé, entre eux, les os crâniens, que les impulsions, venues du dehors, bien loin de disjoindre ces différentes pièces, sont transmises à la base du crâne en les resserrant davantage, et cela, encore par la connaissance et l'application d'une loi de physique : d'après les propriétés du coin, dont un des os crâniens, — le sphénoïde, — est créé de manière à jouer le rôle.

Je regrette de ne pouvoir mettre sous vos yeux toutes les autres conditions de solidité du crâne, je suis contrarié surtout de ne pouvoir parler de son mécanisme admirable, chez le fœtus, pendant l'accouchement; mais, voulant être intelligible, je suis obligé de m'arrêter devant des choses qui, pour être comprises, réclameraient de la part de chacun de ceux qui liront l'*Homme, structure et fonctions de ses organes*, etc., des connaissances anatomiques assez élevées.

Du crâne, qui couronne la colonne vertébrale, il serait naturel de passer au bassin, qui la termine; mais je suis obligé, par la raison précédente, d'être très-bref sur son compte.

Sachez donc, seulement, que, dans la structure du bassin, canal courbe, à parois osseuses,
terminant le rachis et offrant un point d'appui
aux membres inférieurs, tout est digne d'admiration ; et que, soit pour la protection des
organes qu'il renferme, soit pour les conditions
de l'équilibre, soit pour la station verticale ou
assise, soit pour la marche, pour la commo-
dité du fœtus pendant la gestation chez la
femme comme pour le mécanisme de l'accouchement, tout a été prévu, tout a été calculé,
tout a été parfaitement ordonné, par celui qui
a fait et agencé les quatre os : — le sacrum, le
coccyx et les deux os iliaques, — qui forment le
bassin.

Après le bassin, le thorax, cage osseuse formée en partie par les côtes, et faite exprès pour
loger et protéger les poumons et le cœur, de-
manderait aussi, lui, plusieurs pages, mais je
me réserve de signaler tout ce que je puis en
dire quand je parlerai de la respiration.

Passons donc à l'examen des membres. Chaque membre se compose de trois parties qui

sont, pour le membre supérieur : le bras,
l'avant-bras et la main. Pour le membre inférieur : la cuisse, la jambe et le pied.

La cuisse est formée par un seul os : le fémur.

La jambe possède deux os : le tibia et le péroné.

Le pied est un assemblage de plusieurs pièces osseuses.

Le bras n'a qu'un seul os : — l'humérus.

L'avant-bras en offre deux : le radius et le
cubitus.

La main comme le pied est formée par plusieurs os.

Deux os entrent dans la charpente de l'a-
vant-bras et de la jambe, tandis qu'une seule
pièce osseuse forme la cuisse et le bras ; pourquoi deux os à la jambe et un seul à la cuisse ?
est-ce qu'il n'y a pas là une dépense inutile ?
telle était la question qui me fut posée, il y a
déjà longtemps, par un jeune artiste peintre de
mes clients qui se regardait, à cette époque,
comme le fils du hasard : non, il n'y a pas là

dépense inutile et irréflexion ; nous trouvons, au contraire, dans cette disposition, la preuve de la plus grande prévoyance.

Les muscles nombreux de la jambe n'auraient pas trouvé sur le tibia, son os principal, assez de surface pour leurs insertions. Il fallait donc qu'il y eut un second os. Cependant, si le péroné n'avait point d'autre usage que celui de multiplier l'étendue des surfaces osseuses de la jambe, bien des gens frondeurs ne manqueraient pas de dire qu'il eût mieux valu faire le tibia plus volumineux que de créer une deuxième pièce. Peut-être en eût-il été ainsi, si le besoin de solidité de l'articulation de la jambe avec le pied n'avait pas réclamé la création du péroné.

L'articulation du pied avec la jambe, appelée articulation tibio-tarsienne, est une articulation de la classe des trochléennes, — de trochlée, poulie. — Dans cette articulation, créée de manière à offrir toutes les garanties désirables de solidité et de mobilité, les surfaces articulaires s'engrènent réciproquement.

Elles offrent, d'une part, une mortaise oblon-
gue, transversalement formée par l'extrémité
inférieure du tibia et du péroné, et, d'autre
part, la trochlée astragalienne, c'est-à-dire l'é-
minence articulaire de l'astragale, — un des
os du pied.

Les deux côtés de la mortaise qui reçoit l'astragale sont les malléoles, ou mieux, les deux
chevilles du pied.

Quand nous faisons un faux pas, notre pied
éprouve, quelquefois, des mouvements de latéralité tellement violents, qu'il en résulte des accidents qui sont parfaitement connus de tout le
monde : — les entorses. Or, si la mortaise astragalienne avait été sculptée dans un seul os,
dans l'extrémité du tibia par exemple ; quand
nous posons notre pied à faux, les fractures auraient été inévitables. La tête astragalienne,
comprimée entre deux malléoles résistantes,
aurait nécessairement brisé l'une d'elles dans
le moindre mouvement de latéralité un peu
brusque. C'est donc pour nous préserver de ce
malheur, que sa science prévoyait, que le Créa-

teur nous a donné deux os à la jambe, au lieu
d'un seul, et qu'il les a fait entrer tous les
deux dans la formation de chacune des malléoles.

Le tibia, qui constitue, à peu près à lui
seul, toute la mortaise, donne la malléole interne du pied, et le péroné fournit la malléole
externe ou cheville externe. Ces deux os, tibia
et péroné, articulés entre eux, à leur partie inférieure, au moyen d'une articulation appelée
péronéo-tibiale inférieure, garantissent la solidité de l'articulation du pied avec la jambe.
Dans ce que j'avance là, il n'y a rien d'hypo-
thétique; il est prouvé que, dans les mouvements forcés de latéralité, il y a décomposition
de mouvement dans l'articulation péronéo-
tibiale inférieure, et qu'en même temps, l'une
des malléoles cède un peu : mécanisme qui
rend excessivement rares des fractures qui sans
lui seraient très-fréquentes.

Le second os de l'avant-bras joue à peu
près le même rôle : il multiplie l'étendue des
surfaces articulaires, et, surtout, il est une des

conditions essentielles de solidité des articulations du coude et de la main.

Nous n'avons qu'un seul os au bras et à la
cuisse, parce que le genre d'articulation du bras
et de la cuisse ne demandait qu'une seule
pièce.

La charpente de la main, qui nous sert continuellement pour le toucher, pour la préhen-
sion, pour tous les ouvrages, soit qu'ils exi-
gent une grande force, soit qu'ils nécessitent
une grande délicatesse ; la charpente de la
main que nous pouvons porter dans tous les
sens, mettre dans toutes les positions, est, à
elle seule, une preuve incontestable de l'existence d'un créateur très-habile. Nécessaire
pour des fonctions bien différentes, la main
avait besoin d'une très-grande solidité et d'une
mobilité extrême ; tout ce dont elle avait besoin lui a été donné ! Le Créateur a employé,
pour la construire, vingt-sept os, sans compter
les os sésamoïdes (1), et la forme de ces vingt-

(1) Les os sésamoïdes, petits os courts, plus ou moins
ronds, ressemblant à la graine de sésame, sont, à eux

sept pièces, leurs articulations, sont tellement
calculées, que la charpente de la main ne
laisse rien à désirer, et qu'il est impossible,
comme l'écrit si bien le professeur Cruveilhier,
« d'imaginer une pièce osseuse qui puisse augmenter la mobilité de la main, aucune modification qui puisse l'accroître et que des pièces
nouvelles ne feraient qu'entraver ses mouvements (1). »

Ce que la charpente de la main nous offre
de remarquable se trouve également dans
celle du pied, formée par vingt-six os, offrant,
aussi eux, toutes les conditions de solidité et
de mobilité nécessaires à leur destination, qui
est de supporter notre corps et de servir à la
marche.

seuls, une preuve de la réflexion qui a présidé à notre
création; car ils ne nous ont été donnés que pour prévenir la contusion des tendons dans les mouvements ra-
pides et réitérés, et pour changer, autant que cela est
nécessaire, la direction de ces parties; ce qui, en rendant beaucoup plus ouvert l'angle d'insertion des tendons,
ajoute beaucoup à la force des muscles auxquels ces tendons appartiennent.

(1) J. Cruveilhier, *Traité d'anatomie*, 2ᵉ édition, tome I,
page 260.

J'ai déjà parlé, plusieurs fois, des articulations, et je n'ai pas dit suffisamment ce que signifie ce mot.

On appelle articulation, l'assemblage, le mode de connexion, des os entre eux.

C'est donc grâce aux articulations que les différentes pièces osseuses du squelette sont unies entre elles et constituent un tout.

Les surfaces articulaires, pour s'adapter ensemble, avaient besoin d'être configurées d'une manière réciproque : — elles le sont.

Il fallait qu'elles fussent maintenues les unes contre les autres par des liens mous et flexibles d'une très-grande solidité ; — nos ligaments articulaires réunissent toutes les conditions de mollesse, de flexibilité et de solidité désirables.

Enfin, les ligaments articulaires, qui devaient être placés de façon à permettre les mouvements des articulations, sont fixés de telle sorte que les os qu'ils unissent peuvent se mouvoir à notre volonté et prendre toutes les positions nécessaires à nos besoins.

Les mouvements qui s'exécutent dans nos
jointures se font grâce au glissement des surfaces articulaires les unes contre les autres.
Or, deux surfaces qui se frottent s'usent très-
promptement ; nos surfaces articulaires, sou-
mises à l'action du frottement, allaient donc
être susceptibles d'usure ; et, cette usure,
source de souffrance, devait rendre nos articulations très-imparfaites. — Ce danger n'a
point échappé à la prévoyance de celui dont les
athées nient l'existence : le Créateur a pré-
servé nos articulations des effets du frottement
en recouvrant les surfaces articulaires mobiles
d'une substance éminemment solide, souple et
élastique, — les cartilages articulaires, — qui,
placée comme un coussinet entre les deux os,
amortit la violence des chocs, régularise les
contacts, prévient les effets du frottement et de
l'usure sans les éprouver elle-même ; car,
d'une nature solide et élastique, elle cède quand
on la comprime pour revenir à son volume pri-
mitif dès que la compression a cessé.

Dans les articulations connues sous le nom

d'*Énarthroses,* articulations qui se composent
d'une tête osseuse reçue dans une cavité ,
comme l'articulation de l'humérus — os du
bras, — avec l'omoplate, — os de l'épaule, —
nous en offre l'exemple, s'il n'y avait eu que
ce que je viens de décrire : un ligament inter-
articulaire pour empêcher l'usure et les effets
du frottement, et un ligament d'union entre
les os, ce genre d'articulation aurait été vicieux. La tête de l'os, reçue dans une cavité
toujours incomplète, en aurait brisé les bords
dans les mouvements violents. Celui qui nous
a formés a muni les bords des cavités articulaires des énarthroses, d'un bourrelet fibreux,
dont le rôle unique est d'amortir les chocs de
la tête osseuse et de prévenir les fractures
qu'ils auraient occasionnées.

Quelque nombreuses que soient les précautions déjà prises, il fallait encore quelque
chose pour que les articulations fussent par-
faites.

Quand l'essieu d'une roue n'est pas graissé,
le frottement est difficile, et bientôt la roue

prend feu. De même, si les articulations n'a-
vaient pas été graissées, les surfaces articulaires, continuellement sèches, n'auraient permis que des mouvements très-difficiles et
douloureux. — Fils d'un ouvrier habile qui
prévoyait, à mesure qu'il construisait, ce qui
était nécessaire à la créature qui allait sortir
de ses mains, l'homme n'a qu'à se louer de ses
articulations, et à admirer les précautions délicates qui ont été prises par son créateur :
dans nos articulations, les surfaces osseuses
qui se meuvent les unes contre les autres sont
tapissées par des membranes dont la fonction
est de secréter, notez-le bien, un liquide de
qualité différente suivant les besoins.

Existe-t-il un simple glissement des surfaces
articulaires ; ces surfaces sont humectées par
un liquide séreux semblable à de l'eau.

Le jeu de l'articulation exige-t-il un frottement ; les surfaces articulaires sont graissées
par la *synovie*, liquide onctueux, filant, semblable à du blanc d'œuf non cuit, qui se trouve
dans toutes les articulations mobiles pour fa-

voriser les mouvements et l'application exacte
des surfaces les unes contre les autres.

La synovie maintient les surfaces articulaires en contact à un tel point, que nous enten-
dons un claquement assez fort lorsque nous
cherchons à les écarter brusquement. Comme
exemple je citerai le bruit que l'on produit en
tirant brusquement sur un doigt pour l'allonger.

Tout en rendant les mouvements faciles, la
synovie garantit aussi des effets du frottement
les cartilages articulaires, qui finiraient eux-
mêmes par s'user à la longue s'ils étaient secs.
En un mot, comme l'écrit le professeur Cruveilhier : « la synovie remplit dans les articulations l'usage des corps gras dont sont enduits
les rouages de nos machines. »

Comme vous le voyez, ainsi que l'horloger le
plus habile calcule quand il fait et place les différentes pièces de la montre qu'il construit, de
même, pour notre charpente, tout a été prévu,
tout a été calculé, il n'y a rien eu d'omis, par
celui qui nous a créés ; pas même l'huile qui
devait faciliter les mouvements de nos rouages.

MYOLOGIE

La Myologie, — de μυών, muscle, et de λόγος, discours, — est cette partie de l'anatomie qui traite des muscles.

Ce chapitre est, très-certainement, un des plus difficiles à faire. J'ai donc besoin, dès les premières lignes, de rappeler que j'ai réclamé, au commencement de cet ouvrage, l'indulgence de mes lecteurs.

Si je m'adressais à des anatomistes, la tâche que je me suis imposée serait bien facile à remplir : je n'aurais qu'à leur mettre sous les yeux tous les muscles du corps humain, en faisant remarquer les preuves de la science qui a présidé à la création de chacun d'eux. Mais je ne m'adresse pas aux anatomistes,

pas un d'eux n'est athée; j'écris, au contraire,
pour les gens qui ne savent pas l'anatomie, et
il est très-difficile de leur exposer clairement,
et de leur faire suffisamment comprendre, ce
que j'ai à dire sur la myologie.

Cependant, si vous voulez me permettre de
me servir d'une comparaison, je crois que j'ar-
riverai à vous faire concevoir ce que c'est
qu'un muscle et à vous prouver, sans entrer
dans de grands détails, que le système musculaire offre, aussi bien que le squelette, la
marque évidente de la réflexion et de la science
du Créateur.

Supposons que vous tenez une marionnette
et que vous voulez lui faire ployer la jambe
sur la cuisse : vous aurez soin de tirer sur
une ficelle dont vous prendrez un des bouts,
tandis que l'autre bout sera attaché au mollet
de la marionnette. — Vous voyez chaque jour
les enfants faire danser ainsi les polichinelles
qu'on leur donne pour les amuser.

Si, après avoir ployé la jambe de votre marionnette, vous voulez la remettre en ligne

droite avec la cuisse, c'est-à-dire l'étendre ;
vous lâcherez la ficelle que vous tenez, et, en
l'abandonnant, vous en tirez une autre dont un
des bouts est fixé à la hauteur du genou, sur
la partie antérieure de la jambe de la poupée.
— Tel est le mécanisme du mouvement chez
toutes les marionnettes ; et, vous me l'avouerez
sans peine, ce n'est qu'après réflexion que le
bimbelotier est parvenu à construire ces petites figures qui ne sont, sous le point de vue
des mouvements, comme vous le verrez bientôt, qu'une imitation de nos personnes.

Supposez que les ficelles de la marionnette
en question, au lieu d'avoir un bout flottant
que vous tenez dans votre main, quand vous
voulez donner du mouvement aux membres où elles s'attachent, aient ce bout fixé,
comme le premier, sur une autre partie du
corps de la poupée. Exemple : supposez que
le fil qui fait ployer la jambe, fil que je vous
ai signalé comme ayant un de ses bouts partant du mollet, tandis que l'autre bout est libre, ait cette extrémité attachée sur la partie

inférieure et postérieure du tronc de la marionnette. Si vous pincez entre deux doigts la partie moyenne de ce fil, de manière à le raccourcir ; ce fil, étant fixé par un de ses bouts à une partie mobile, — la jambe, — et par l'autre à une partie immobile, — le tronc, — rapprochera, en diminuant de longueur, le mollet du tronc, et produira dans l'articulation du genou, représentée chez la marionnette par un ressort, un mouvement de flexion de la jambe sur la cuisse.

Passant à la ficelle opposée à celle que nous venons de considérer, ficelle qui, comme vous le savez, est attachée, par un de ses bouts, à la partie antérieure du genou ; si nous attachons son autre bout, qui était libre, à la partie antérieure, latérale et inférieure du tronc, nous aurons, en la pinçant dans son milieu, tandis que nous cessons de raccourcir celle qui lui est opposée, un mouvement d'extension qui mettra la jambe en ligne droite avec la cuisse.

Au lieu d'une ficelle tendant à ployer et à étendre la jambe, s'il y en a plusieurs atta-

chées au même point, et concourant au même
but, il est évident que les mouvements seront
plus prompts, et surtout beaucoup plus par-
faits : — c'est ce qui a lieu chez l'homme.

Nos os sont recouverts par des organes, appelés muscles, qui remplissent, chez nous, le
rôle joué par les cordes chez les marionnettes ;
seulement ils possèdent la propriété de se
raccourcir et de s'allonger eux-mêmes selon
notre volonté et nos besoins.

Les muscles, destinés à produire, chez
l'homme, tous les mouvements nécessaires,
sont formés par une agglomération de fibres,
contractiles, véritables ficelles, disposées de
manière à constituer des cordes dont la forme
et la force, très-variables, sont toujours en rapport avec le rôle qu'ils sont appelés à remplir.

Dans les parties où il faut une grande force,
partout où il y a des leviers puissants à mouvoir, nous trouvons les fibres musculaires
arrangées de telle sorte qu'elles constituent
des cordes droites et très-solides.

Rencontrons-nous, au contraire, un orifice

à boucher, des organes qui demandent une disposition musculaire particulière ; nous voyons alors les fibres, au lieu d'être des cordes droites, se réunir pour former des cercles concentriques, et donner des muscles, connus sous le nom de sphincters, ne se trouvant que sur les points où ils sont nécessaires.

En un mot, le scalpel à la main, et dans les dissections les plus minutieuses, il n'est pas possible de trouver un seul muscle qui n'indique clairement combien a été grande la réflexion qui a présidé à sa naissance.

Ce n'est pas tout : quand une marionnette se meut au moyen d'un grand nombre de fils, ils se mêlent facilement, et, une fois brouillés, les mouvements qui en dépendent sont impossibles. Nos muscles, couchés sur les os qu'ils doivent mouvoir, appuyés les uns contre les autres, réfléchis autour des articulations, devaient se déplacer dans leurs contractions, se mêler, se gêner mutuellement, et, par suite, produire des mouvements très-imparfaits. — Rien de cela n'a lieu. Celui qui nous a créés avait prévu, avant de nous construire, les inconvénients que je vous signale, et il les a tous évités.

1° Il a assuré l'indépendance des muscles, en logeant chacun d'eux dans une membrane fibro-celluleuse, très-résistante, qui isole chaque muscle du muscle voisin, et le rend indépendant dans son action.

2° Il a rendu impossible le déplacement des muscles, par la précaution qu'il a prise de les enfermer dans des toiles, très-résistantes, flexibles et extensibles : — les aponévroses générales ou aponévroses d'enveloppe, — disposées de telle façon, par son doigt puissant, qu'elles enveloppent plusieurs muscles à la fois, les brident, leur forment des gaînes les empêchant de se mêler et de sortir des places qui leur ont été assignées.

Un Créateur intelligent devait, aux précautions précitées, en ajouter une : — il fallait huiler les muscles.

Ai-je besoin d'expliquer que, si la surface externe des muscles était sèche, les mouve-

ments qu'ils exécutent, les uns sur les autres,
pendant leur contraction, seraient pénibles et
douloureux. — Chaque muscle est entouré
d'un tissu cellulaire, lâche et abondant, qui
rend tous les mouvements musculaires faciles
en tenant toujours humectées les surfaces
glissantes.

Je regrette d'être obligé de me borner aux
généralités que je viens de vous faire connaître,
et de ne pouvoir vous entretenir de chaque
muscle en particulier, mais le cadre et le but
de cet ouvrage ne me le permettent pas.

Je terminerai donc en disant que le corps
de l'homme possède, au moins, trois cent cin-
quante muscles dont l'ensemble forme ce que
l'on appelle la chair, et que, dans les dissections les plus impartiales, il est impossible à
l'anatomiste le plus exigeant de trouver un
seul de ces organes qui n'indique clairement
combien ont été grandes la prévoyance et la
science du Créateur.

Si vous pouviez voir tous les muscles de
l'homme disséqués sur un cadavre, votre ad-

miration se partagerait entre les insertions musculaires,—points d'attache des muscles sur les os, — si savamment calculées, et l'agencement, si bien disposé, des fibres musculaires sur les aponévroses partielles et les aponévroses d'insertions.

Vous ne sauriez dans quels termes proclamer le savoir du Créateur, quand l'on vous mettrait sous les yeux ces anneaux qui, comme celui du muscle grand oblique de l'œil, sont de véritables poulies créées exprès pour permettre des réflexions musculaires, et par suite des mouvements qui, pour être rendus possibles, ont nécessité, avant la création des muscles, le plus savant calcul de la part de celui qui les a faits. Vous verriez, enfin, que le doigt du Créateur, en choisissant, sur les os, les points d'atttaches des muscles, a su nous donner le genre de levier le plus favorable partout où il fallait de grands mouvements ; vous constateriez que nos muscles, — notre chair,— ont été placés sur nos os, de manière à nous doter de cet extérieur d'une beauté telle, que l'homme

peut se dire fait à l'image de son Dieu ; et vous
affirmeriez bien haut, ce que je viens de prouver, au reste, que notre système musculaire
est, comme notre squelette, marqué du sceau
de la plus habile réflexion.

LA DIGESTION

Du moment que le squelette et les muscles furent créés, celui de qui nous sommes fils se trouva, pour faire l'homme tel qu'il est, en présence de bien grandes difficultés.

Dans tous les actes physiologiques, il y a forcément de la matière organique, c'est-à-dire de la matière constituant notre corps, qui est usée et détruite. Il fallait donc, pour que l'homme pût exister, prévoir qu'il était nécessaire de placer, à côté de la dépense, un appareil capable d'y remédier; mettre, auprès d'une lampe qui brûle, un agent destiné à la pourvoir d'huile : — c'est ce que notre Créateur a fait en nous donnant l'appareil digestif.

Le tube digestif, dont la longueur est de huit

fois, à peu près, celle du corps humain, a été,
comme vous le verrez bientôt, disposé et ployé
si savamment, qu'il peut se loger, et être à
l'aise, dans la cavité, peu étendue, qu'il occupe.

Les fonctions que l'appareil digestif est appelé à remplir étant très-variées, bien que
concourant au même but, cet organe n'a ni le
même calibre, ni le même diamètre, ni les
mêmes propriétés, dans les différents points
de son étendue. Il est divisé en plusieurs dé-
partements, dont chacun est créé, évidemment, de manière à opérer la digestion; c'est-
à-dire, à recevoir, à préparer et à transformer,
successivement, pour les rendre capables d'ê-
tre introduites, par absorption, dans les voies
fermées de la circulation, les substances étrangères, soit solides, soit liquides, qui nous servent d'aliments :

L'appareil digestif se compose :

De la bouche,

Du pharynx,

De l'œsophage,

De l'estomac,

De l'intestin grêle, divisé en duodénum, jejunum et iléon,

Du gros intestin, partagé, aussi lui, en trois parties : le cœcum, le côlon ascendant, descendant et transverse, le rectum.

Pour que vous puissiez vous rendre compte de la science du Créateur, et admirer les précautions qu'il a prises en faisant le tube digestif, il est nécessaire d'entrer dans quelques détails sur chacune des parties qui le constituent, le mécanisme de la digestion sera, en même temps, très-facilement saisi.

La bouche (figure 2), et par ce mot l'on désigne non-seulement l'orifice extérieur de la cavité buccale, mais cette cavité tout entière, est un vide, ayant la forme d'une boîte ovalaire, situé à la partie inférieure de la face, et circonscrite :

En haut par la voûte palatine,

En bas par la langue,

En arrière par le voile du palais et le pharynx,

3.

En avant par les lèvres,

Latéralement par les joues.

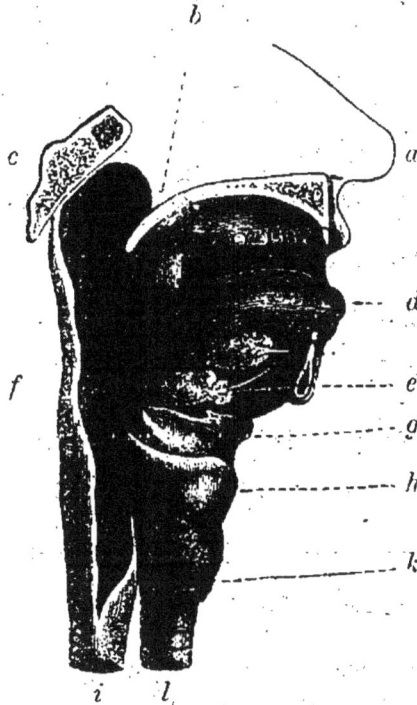

Fig. 2.

Section verticale de la bouche et du pharynx, dont le côté gauche est vu de profil *a*, le nez; *b*, la voûte palatine, qui sépare la bouche des fosses nasales.; *c*, portion de la base du crâne à laquelle s'attache supérieurement le pharynx ou arrière-bouche; *d*, la langue, fixée en arrière à l'os hyoïde (au-dessus d'elle est la cavité buccale où l'on voit deux espèces de piliers entre lesquels est logée l'amygdale correspondante); *e*, les glandes salivaires, situées sous la langue, derrière la branche de l'os maxillaire inférieur; *f*, le pharynx, ou arrière-bouche, situé en arrière de l'os hyoïde; *g*, et du larynx; *h*, et se continuant inférieurement avec l'œsophage *i*; au-devant de ce dernier est la glande thyroïde *k*, et le commencement de la trachée-artère *l*.

La bouche est l'entrée du tube digestif, elle

a été placée à l'endroit de notre corps le plus
favorable à sa destination, tant sous le point
de vue des lois physiques que sous celui de la
beauté de notre physionomie.

L'homme ne peut trouver les matières susceptibles de réparer ses pertes que dans des
aliments de forme et de propriétés physiques
très-différentes. Ces aliments, en général très-
solides et volumineux, ont besoin, en premier
lieu, d'être convenablement divisés. — La
bouche est un véritable moulin, disposé de
manière à couper, déchirer et broyer tout ce
qui peut servir à notre nourriture.

Nos deux lèvres, voiles mobiles, contractiles
et extensibles, constituent la porte du canal digestif. Elles sont faites avec une telle habileté,
les dix-neuf muscles que le Créateur a jugé à
propos d'employer pour les former sont si savamment construits, et tellement bien placés,
que nos lèvres nous servent très-facilement
à retenir notre salive qui sans elles s'échap-
perait continuellement, ce qui deviendrait très-
promptement une cause d'épuisement et de

mort, à boire, à sucer, à souffler, à retenir nos
aliments dans notre bouche, tandis que nous
les broyons ; enfin, elles contribuent beaucoup
à l'embellissement et à l'expression de notre
visage.

J'ai écrit que nos aliments avaient besoin,
pour être digérés, d'être coupés, déchirés et
broyés ; contemplez, avec moi, combien le Créateur, en construisant la bouche, a fait preuve
d'habileté et de réflexion.

Derrière les lèvres, en avant ; et de chaque
côté, derrière les joues ; se trouvent les os maxillaires, divisés, suivant leur position, en maxillaire supérieur, et en maxillaire inférieur,
fournissant les deux arcades dentaires qui représentent chacune une courbe parabolique
munie de petits os, — les dents, — de formes
et de forces parfaitement en rapport avec le
rôle qu'ils ont à jouer.

Les dents, toutes appelées à beaucoup tra-
vailler, avaient besoin d'être résistantes et solidement fixées ; — elles sont faites avec des
substances créées spécialement pour elles ; pro-

tégées par une espèce de vernis d'une très-
grande dureté, — l'émail, — et implantées
dans de petites cavités, — les alvéoles, — creusées dans les os maxillaires.

Les courbes paraboliques que représentent
les arcades dentaires sont disposées de telle façon, que celle qui est fournie par l'arcade dentaire supérieure est beaucoup plus considérable que l'inférieure ; d'où il résulte que les
dents de la mâchoire supérieure et celles de la
mâchoire inférieure se rencontrent, en avant,
comme le font les lames d'une paire de ciseaux ;
disposition prise, uniquement, pour permettre
aux dents incisives supérieures de glisser au-
devant des dents incisives inférieures ; ce qui
les met à même de couper facilement, dans ce
croisement, ce que nous plaçons entre elles.

Si après ce coup d'œil général, jeté sur l'ensemble de notre mâchoire, nous étudions les
dents en particulier, nous trouverons que chacune d'elles témoigne en faveur d'un créateur
intelligent.

Dans l'âge adulte l'homme possède trente-deux dents : seize à la mâchoire supérieure, seize à la mâchoire inférieure.

Ces dents se divisent en incisives, canines et molaires (*fig.* 3).

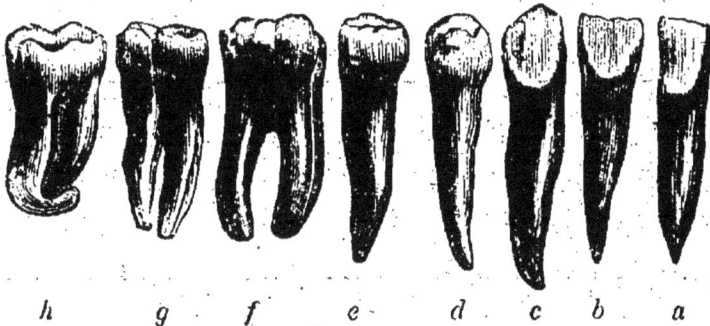

h   g   f   e   d   c   b   a

Fig. 3.

Dents d'un adulte (côté gauche de la mâchoire); *a*, première incisive; *b*, seconde incisive; *c*, canine; *d* et *e*, petites molaires; *f*, *g* et *h*, grosses molaires.

Les incisives, au nombre de quatre à chaque mâchoire, sont les dents de devant, elles sont situées dans le point où les arcades dentaires se croisent. Examinez-les, leur forme est en rapport parfait avec leur destination : — elles ont un tranchant taillé en bec de flûte, condition la plus avantageuse pour couper.

Nous avons quatre dents canines, deux à chaque mâchoire. Ces dents nous ont été données pour déchirer nos aliments, — elles ont un sommet aigu, une forme conoïde, et elles se trouvent placées en dehors des incisives, plus près de l'articulation de la mâchoire, ce qui leur donne plus de force et les met dans la position la plus favorable pour jouer leur rôle.

Les aliments, après avoir été coupés et déchirés, demandent à être triturés : — nous avons les molaires.

Les dents molaires, au nombre de vingt, dix à chaque mâchoire, — avaient besoin d'être volumineuses, bien attachées, et très-fortes; — elles ont le volume nécessaire, leur racine est toujours multiple et solidement implantée dans les alvéoles, la surface triturante, qui ne se croise pas, mais se rencontre avec la surface de la dent qui lui est opposée, est armée de quatre, et quelquefois de cinq tubercules, séparés par un sillon crucial, ce qui rend les dents molaires, et de là vient leur nom, semblables à une meule de moulin.

Enfin, les molaires occupent les cinq dernières alvéoles de chaque moitié d'arcade dentaire, elles sont donc situées tout près de l'articulation de la mâchoire, ce qui leur donne une solidité et une force leur permettant de broyer jusqu'aux noyaux des fruits qui nous servent d'aliments.

Former les arcades dentaires telles qu'elles le sont, les enrichir de dents semblables à celles que nous possédons, ce n'était pourtant, comme le prouveront les détails qui vont suivre, qu'accomplir la partie la plus facile de la tâche que le Créateur avait à remplir pour nous donner l'appareil digestif.

A la partie postérieure de nos lèvres, au palais, à la face interne des joues, se trouvent une foule de petites ouvertures, imperceptibles à l'œil nu, mais parfaitement visibles à la loupe, qui sont les orifices de petites glandes nommées glandules labiales, palatines et buccales.

A la face interne des joues, de chaque côté, au niveau de l'intervalle qui sépare la première de la deuxième grosse molaire, se voit très-bien, à l'œil nu, l'orifice d'un canal appelé

canal de Sténon, bien que l'honneur de sa découverte appartienne à Cassérius. Le canal de
Sténon vient d'une glande assez volumineuse,
— la glande parotide, — qui occupe une ex-
cavation située entre les bords postérieurs de
la mâchoire, le conduit auditif, et cette émi-
nence osseuse, — l'apophyse mastoïde, — qui
se trouve derrière et un peu au-dessous de
l'oreille.

Au-dessous de la langue, dont je parlerai
quand je traiterai du *goût*, se voient, de chaque côté du frein, les orifices d'un autre canal,
— canal de Warton, — venant de la glande
sous-maxillaire, glande qui, ainsi que son
nom l'indique, est située derrière le corps de
la mâchoire inférieure et un peu au-dessous.

Ceci posé, avant de nous occuper de l'usage
des parties que je viens de nommer, que l'on
me permette une comparaison :

Quand il n'y a plus de grain dans un moulin
qui tourne, une sonnette, placée convenablement, avertit le meunier qu'il faut en remettre;
de même, quand notre corps a fait des pertes

il demande de nouveaux matériaux par une sensation que nous éprouvons et que l'on appelle la faim.

L'homme qui a faim introduit dans sa bouche des aliments. Mais, ces aliments sont des substances qui ne peuvent, dans l'état où elles sont, servir à son entretien. Elles ont besoin, pour réparer ses pertes, je l'ai dit autre part, d'être transformées ; et cette transformation, vous le savez, a lieu au moyen des dents qui coupent, déchirent et pulvérisent, ce que nous mangeons.

Nos dents, supportées par les mâchoires, se meuvent avec elles, et les mâchoires sont mises en mouvement par de nombreux muscles intelligemment placés. Les uns servent à abaisser la mâchoire inférieure, les autres l'élèvent, tandis que les muscles ptérygoïdiens externes impriment à la mâchoire des mouvements favorables au broiement des aliments.

Le Créateur a donné, à chacun des muscles de la mâchoire, une force en rapport avec le rôle qu'il lui a tracé. Les muscles abaisseurs, n'ayant qu'une faible résistance à vaincre pour entraîner, par en bas, la mâchoire, que les lois seules de la pesanteur ont de la tendance à abaisser, sont beaucoup moins puissants que les élévateurs, muscles épais et très-forts. La contraction des muscles élévateurs de la mâchoire triomphe de toutes les difficultés que ces muscles peuvent rencontrer; elle est tellement énergique, que l'homme peut, à l'aide des mâchoires, serrées les unes contre les autres, soulever des corps pesants et briser des substances très-résistantes. — Qui n'a pas vu certains saltimbanques enlever, avec leurs mâchoires, des poids extrêmement lourds?

Pendant la mastication, la mâchoire inférieure ne s'éloigne ou ne se rapproche de la mâchoire supérieure que grâce à une articulation, — articulation temporo-maxillaire, — dont les mouvements sont si bien ordonnés et calculés, que tous les anatomistes et les physiologistes ne peuvent s'empêcher de louer, hautement, la sagesse qui a présidé à la formation de son mécanisme. Je regrette de ne pouvoir entrer dans de plus longs détails sur ce sujet, et d'être obligé, dans la crainte d'être inintelligible, de passer sous silence tout ce que j'aurais à vous dire de cette articulation dont le ménisque inter-articulaire, — cartilage bi-concave, — prouve, à lui seul, que l'homme n'est pas sorti des mains du hasard, mais bien de celles d'un créateur qui réfléchissait, profondément, en formant et en disposant les pièces dont l'assemblage constitue notre corps.

Dès que nos dents pulvérisent les objets placés entre elles, les glandes dont je vous ai précédemment parlé, entrent en action, et leurs orifices, principalement ceux des canaux de Sténon et de Warton, versent, en abondance, dans notre bouche, le produit de la sécrétion des glandes : *la salive*, liquide destiné à humecter et à commencer la transformation chimique des aliments.

En mâchant, nous formons donc une pâte, que nos joues, d'une part, et notre voile du palais, de l'autre, grâce à leur conformation, retiennent dans notre bouche jusqu'à ce qu'elle soit préparée à point.

Notre langue, tandis que nous mâchons, porte les aliments de côté et d'autre, afin qu'aucune parcelle n'évite la trituration. Habilement attachée, et savamment construite, la langue tourne et retourne les aliments pour qu'ils s'insalivent ; elle va même chercher, dans les points les plus reculés, les morceaux qui semblent vouloir éviter l'action des dents.

Lorsque les aliments ont été convenablement triturés et pénétrés des liquides qui affluent dans la bouche, une sensation vague, produite par le système nerveux, nous porte à les avaler ; c'est-à-dire à leur faire franchir la porte postérieure de la bouche, le voile du palais, contre lequel notre langue les pousse. Ce voile, ainsi comprimé, se relève, et livre passage au bol alimentaire qui entre dans le pharynx, — l'arrière-bouche, le gosier, — canal musculo-membraneux, en forme d'entonnoir, se terminant à l'œsophage.

Mais, dans le pharynx, en haut et en avant, se trouvent les ouvertures postérieures des fosses nasales qui donnent passage à l'air que

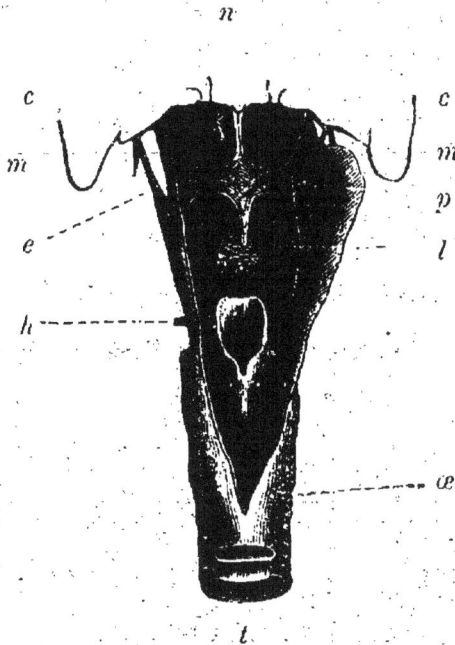

Fig. 4.

Le pharynx vu par derrière et ouvert de manière à montrer la position relative des organes situés sur sa paroi antérieure. *c, c,* la base du crâne; *m, m,* les apophyses mastoïdes; *n,* cloison verticale qui sépare les deux fosses nasales; *p,* voile du palais faisant suite à la voûte palatine et duquel descend un prolongement nommé la *luette; l,* la base de la langue, au-dessus de laquelle on aperçoit, de chaque côté de la luette, la cavité buccale; *e,* un des muscles élévateurs du pharynx; *h,* extrémité gauche de l'os hyoïde, caché de l'autre côté par la paroi postérieure du pharynx, qui se trouve rejetée en dehors; dans le pharynx, à la même hauteur, est l'ouverture du larynx, surmontée de l'épiglotte, qui est appliquée contre la base de la langue; *œ,* commencement de l'œsophage, au-devant duquel descend la trachée-artère *t.*

nous respirons; en bas et en avant, s'ouvre le larynx, conduit par lequel l'air se rend aux poumons (*fig.* 4). Comment le bol alimentaire, qui doit traverser le pharynx pour se rendre à l'œsophage, pourra-t-il éviter les fosses, nasales où sa présence serait bien gênante, et le larynx, où elle serait mortelle ? — Le Créateur a parfaitement annihilé ces dangers, en disposant, avec intention, le voile du palais, et ses piliers postérieurs, de telle manière, qu'ils peuvent, l'un en s'élevant, les autres en se contractant, interdire au bol alimentaire l'accès des fosses nasales.

Quant au larynx admirez le rôle qui lui a été assigné pendant la déglutition.

Du moment que les aliments s'introduisent dans le pharynx, le larynx s'élève et vient s'abriter sous la base de la langue. Son ouverture, — la glotte, — se resserre et se recouvre d'une soupape, — l'épiglotte, — placée exprès au-dessus de l'orifice du larynx, pour le fermer tant que dure le passage du bol alimentaire.

Comme vous le voyez, il ne reste que l'ouverture de l'œsophage de libre à l'aliment qui,
par un mouvement, brusque et spasmodique,
dû à la contraction des muscles du pharynx,
la franchit rapidement pour continuer sa route.

Le bol alimentaire qui, pendant son passage à travers l'isthme du gosier et le pharynx,
a été lubréfié et rendu plus glissant, par un
liquide sécrété et versé, à cette intention, sur
lui, par les follicules de la base de la langue,
par la couche glandulaire du voile du palais,
de la luette et par les amygdales, glisse facilement dans l'œsophage, canal cylindrique,
musculo-membraneux, organisé de manière à
le conduire immédiatement dans l'estomac.

L'estomac, véritable cornue chimique, où
se fait, à peu près, la digestion, est une po-
che membraneuse, située transversalement à la
partie supérieure de l'abdomen. Sa forme est
celle d'une cornemuse qui se rétrécit, graduellement, de gauche à droite, et se recourbe, sur
elle-même; disposition qui rend le bord supérieur de l'estomac, concave et très-court, tan-

dis que son bord inférieur est convexe et très-
long (*fig. 5*).

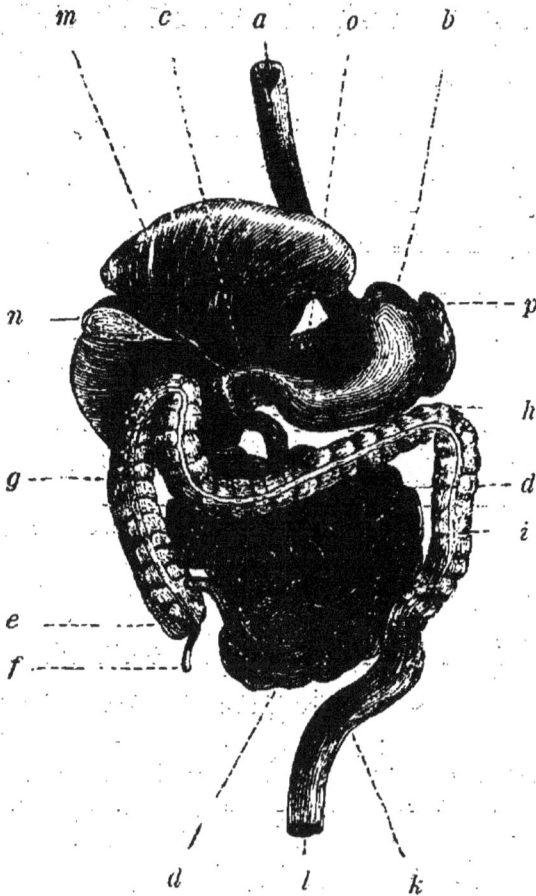

Fig. 5.

Canal digestif et organes qui concourent à la digestion ; *a*,
l'œsophage ; *b*, l'estomac ; *c*, le pylore se continuant avec le duodenum ; *dd*, l'intestin grêle, se continuant avec le cœcum *e* ; *f*,
l'appendice cœcal ; *g*, le côlon ascendant ; *h*, le côlon transverse ;
i, le côlon descendant ; *k*, le rectum ; *l*, l'extrémité anale du
rectum ; *m*, le foie, relevé pour qu'on en voie la face inférieure ;
n, la vésicule biliaire, avec les conduits cystique, hépatique et
cholédoque ; *o*, le pancréas, situé derrière l'estomac ; *p*, la rate.

Destiné à être tantôt plein et tantôt vide,
suivant qu'il contient des aliments ou qu'il en
est privé, l'estomac a un volume très-variable,
et doit, par conséquent, quand il est distendu,
refouler les organes qui l'environnent : — ce
refoulement a lieu. Seulement, pour rendre
facile le glissement des parois stomacales, sur
les organes voisins, le Créateur a pris la précaution d'envelopper l'estomac d'une membrane toujours humide. Cette membrane, de
nature séreuse, constitue la membrane externe des parois de l'estomac, dont l'épaisseur
est formée par trois autres membranes qui sont
musculeuse, fibreuse et muqueuse.

La membrane musculeuse est sous-jacente
à la séreuse, elle est composée de fibres musculaires dont les unes sont longitudinales et
les autres circulaires; forme donnée, pour que
la contraction de ces fibres fasse avancer et
agite, dans l'estomac, la masse alimentaire
que nous y avons introduite.

La membrane fibreuse est la partie résistante, la charpente de l'estomac, elle est ta-

pissée intérieurement par la membrane muqueuse, membrane interne de l'estomac dont
la surface libre présente une multitude de plis
si l'estomac est vide, tandis qu'elle est lisse s'il
est plein. — Ces plis, qui existent pendant la
vacuité du viscère, ne sont créés que pour permettre l'ampliation rapide de l'estomac, ampliation à laquelle la muqueuse, autrement
disposée, n'aurait pu que très-difficilement se
prêter.

On trouve, sur la face libre de la membrane interne, une quantité de petites villosités, puis de petites ouvertures, qui sont l'orifice de glandes dont la fonction est de sécréter,
et de verser, dans l'estomac, un liquide particulier nommé *suc gastrique*. Le suc gastrique est acide, incolore, limpide, d'une odeur
faible, d'une saveur légèrement salée, contenant un acide libre, — l'acide lactique, — et
une substance organique particulière appelée
pepsine.

On trouve aussi dans le suc gastrique plusieurs sels, dont les principaux sont des chlo-

rures alcalins, du phosphate de chaux, du
carbonate de chaux, etc., etc.

Ceci connu, vous en savez assez pour comprendre la digestion stomacale.

Les aliments sont introduits, dans l'estomac,
par bouchées successives; ils s'y accumulent
graduellement, et distendent facilement ses
parois sans pouvoir rétrograder dans l'œsophage; le Créateur ayant pourvu le *cardia*, —
ouverture de l'œsophage dans l'estomac, —
d'une anse musculaire qui se contracte, aussitôt le passage des aliments, pour fermer la voie
par laquelle ils sont entrés.

Des fibres, de même nature, sont placées,
dans une même intention, autour du pylore,
— ouverture de l'estomac dans le duodenum,
— et empêchent, pareillement, les aliments
de s'avancer dans les intestins.

La masse alimentaire est donc retenue pri-
sonnière dans l'endroit où il faut qu'elle reste,
et, aussitôt, elle est attaquée par le suc gastrique.

L'acide lactique met la substance organique,

broyée par nos dents, et déjà préparée par notre salive, en état de pouvoir être attaquée par
la pepsine, qui la fluidifie, en la métamorpho-
sant de telle sorte, que, sous son influence, les
aliments sont convertis en une substance, plus
ou moins liquide, — le chyme, — qui conserve sa composition élémentaire tout en ac-
quérant de nouvelles propriétés physiques et
chimiques.

Tout, dans le suc gastrique, depuis l'acide
lactique, la pepsine jusqu'au sel qui s'y trouve
en plus petite quantité, est placé dans des pro-
portions calculées, à un tel point, par le grand
chimiste qui nous a faits, que, si vous enleviez
un seul des éléments, de l'agent qui nous occupe, la digestion n'aurait plus lieu.

Nous avons vu la langue, tourner et retour-
ner les aliments dans notre bouche, pour qu'ils
soient, en totalité, soumis à l'action de la
salive; de même, les contractions des fibres
longitudinales et circulaires de la membrane
musculeuse de l'estomac agitent, en tout sens,
dans ce viscère, la masse des aliments, afin

4.

qu'aucune partie n'échappe au suc gastrique.

Lorsque l'aliment est devenu susceptible d'être, en partie, absorbé, mais seulement alors, ces mêmes contractions musculaires, secondées par celles des fibres musculaires longitudinales, qui, du duodenum, s'irradient sur l'estomac, forcent l'aliment à franchir l'orifice gastro-intestinal, — le pylore, — et à se rendre dans l'intestin.

Avant de vous parler de l'intestin, et de suivre le chyme dans son intérieur, je dois aller au-devant d'une objection.

Comment le suc gastrique, qui est un dissolvant si énergique, puisqu'il dissout la chair des animaux que nous mangeons, respecte-t-il, une fois dans l'estomac, les parois de cet organe ?

Voilà une question que l'on est en droit de faire, et à laquelle je vais répondre avec plaisir. Le suc gastrique ne respecterait pas l'estomac ; il en dissoudrait et digérerait les parois, ce qui serait une cause de mort, très-prompte, si celui qui nous a créés n'avait pas connu d'avance

les propriétés dissolvantes du suc gastrique.
Admirez les précautions qui ont été prises : —
le Créateur a recouvert la membrane interne
de l'estomac d'un épiderme mince, — l'épithélium, — et, de plus, il a donné à la membrane muqueuse stomacale la propriété de
sécréter continuellement un mucus qui, ainsi
que l'épithélium, est très-réfractaire à l'action
du suc gastrique.

Cet épithélium et ce mucus, se renouvelant
à mesure qu'ils sont attaqués, constituent un
vernis qui garantit les parois stomacales.

Dans ce que j'avance, il n'y a rien d'hypo-
thétique ; ce que je dis est tellement vrai, que,
lorsque la sécrétion de l'épithélium n'a pas
lieu, ce qui arrive dans certaine maladie, et
sitôt la mort, nous voyons l'estomac se ramol-
lir, se perforer, sous l'influence du suc gastrique.

L'intestin, dans l'intérieur duquel nous
allons suivre la marche du chyme, est, ainsi
que vous le montre la fig. 5, un conduit musculo-membraneux, qui commence à l'estomac

pour se terminer à l'anus. Sa longueur égale sept ou huit fois celle du corps, et son calibre, d'abord assez étroit, s'élargit ensuite, ce qui a fait diviser, par les anatomistes, l'intestin en deux parties. Ils appellent intestin grêle, la portion la plus étroite de l'intestin, et ils ont donné le nom de gros intestin à celle qui a le plus grand diamètre.

L'intestin grêle est beaucoup plus long que le gros intestin ; il forme, à lui seul, les quatre cinquièmes du conduit tout entier, et il se subdivise en duodenum, jejunum et iléon.

La subdivision de l'intestin grêle est assez arbitraire, car, à part le duodenum, qui a des limites bien établies ;

1° Par l'artère et la veine mésentériques supérieures passant au-devant de lui, en le coupant à angle presque droit ;

2° Par son changement de direction ; le duodenum, de transversal qu'il est, à droite des vaisseaux mésentériques, se courbe pour se porter brusquement en avant et à gauche ;

3° Par sa fixité.

Rien ne marque la séparation du jejunum et de l'iléon, que beaucoup d'anatomistes, pour cette raison, regardent comme formant un seul et même conduit qu'ils décrivent sous le nom de jéjuno-iléon.

L'intestin grêle est infundibuliforme, disposition très-avantageuse pour favoriser le cours des matières qu'il renferme. Ses parois sont formées comme celles de l'estomac par quatre membranes.

La membrane externe ou séreuse est donnée par le péritoine, elle est placée sur les intestins pour faciliter le glissement de ces organes sur ceux qui les entourent, et pour rendre faciles les mouvements nombreux qu'exécutent, l'une sur l'autre, les circonvolutions intestinales : — replis de l'intestin.

La membrane fibreuse joue dans l'intestin le même rôle que la membrane fibreuse de l'estomac joue dans ce dernier viscère.

La membrane musculeuse possède, comme celle de l'estomac, deux ordres de fibres, les unes, superficielles, sont longitudinales, les autres, plus profondes, sont circulaires, disposition évidemment prise pour faire avancer la masse alimentaire dans l'intérieur du tube digestif.

La membrane muqueuse de l'intestin nous offre, de distance en distance, des replis, dans l'épaisseur desquels on trouve un tissu cellulaire lâche, des vaisseaux et des nerfs.

Ces replis, qui ont reçu le nom de valvules conniventes ou de Kerkringius, sont disposés, perpendiculairement à l'axe de l'intestin, dans l'intérieur duquel ils décrivent la moitié, les deux tiers, les trois quarts, d'un cercle. — Ces replis ou valvules sont en très-grand nombre, et ils n'ont été créés et placés dans les positions qu'ils occupent, que pour ralentir le cours des matières alimentaires, et pour multiplier l'étendue des surfaces absorbantes.

La surface interne de la membrane-muqueuse de l'intestin grêle est hérissée d'une foule d'éminences, appelées papilles ou villosités, qui lui donnent assez de ressemblance avec le dos d'une chenille très-velue. — Ces

villosités, qui jouent le principal rôle dans
l'absorption, occupent toute la longueur de
l'intestin grêle, seule partie du tube digestif
où elles sont nécessaires, elles y sont si nombreuses, tant sur les valvules conniventes, que
dans l'espace qui se trouve entre ces replis,
que Lieberkuhn porte leur nombre à cinq
cent mille !

Il existe aussi, sur la surface interne de la
muqueuse intestinale, une couche de granula-
tions bien distinctes des villosités ; ces granu-
lations, appelées glandules duodenales dans le
duodenum, et glandes de Brunner dans les
autres parties de l'intestin grêle, sont de petits
grains glanduleux, aplatis, bien séparés les
uns des autres, et présentant, à la loupe, tous
les caractères des glandes salivaires.

Enfin, il existe dans l'épaisseur de la muqueuse intestinale des follicules, agglomérés,
se présentant sous la forme de plaques ellip-
tiques, criblées de trous, dont chacun est l'o-
rifice d'un follicule indépendant de celui de
son voisin : — ce sont les glandes de Peyer.

L'intestin grêle a pour voisin, ainsi que vous le montre la fig. 5, deux organes : le foie et le pancréas, qui communiquent avec lui.

Le foie est une glande, d'un rouge brun, très-volumineuse, pesant de 1500 à 2000 grammes, le foie occupe l'hypocondre droit et une partie de l'épigastre où il est adimirablement fixé par divers replis du péritoine, véritables ligaments auxquels on a donné différents noms.

Le foie a pour mission de sécréter la bile, liquide amer, jaunâtre ou verdâtre, visqueux et filant, soluble dans l'eau où il mousse comme du savon.

La bile est alcaline, elle présente, à l'analyse chimique, de la soude combinée avec un acide organique azoté, — l'acide cholique. — C'est donc le cholate de soude qui donne à la bile son alcalinité, et qui est le principal corps du liquide qui nous occupe. Ajoutez, au cholate de soude, du mucus, une matière grasse : — la cholesterine, — des corps gras saponifiables, — les acides oléïques et margariques, — des matières colorantes, et vous connaîtrez le nom des matériaux les plus importants qui entrent dans la composition du liquide sécrété par le foie.

La bile, à mesure qu'elle est produite, se rend par des petits canaux, qui partent de chacun des grains glandulaires du foie, dans d'autres canaux, de plus en plus volumineux, qui s'anastomosent pour la conduire, à l'aide du canal hépatique, dans la vésicule biliaire, véritable réservoir, créé exprès pour garder la bile en réserve jusqu'au moment où la digestion réclamera sa présence.

La bile, qui se trouve accumulée dans la vésicule biliaire, se rend par le canal cystique dans un grand conduit, — le canal cholédoque, terminaison du canal hépatique, — qui reçoit la bile de toutes les parties du foie.

Le canal cholédoque s'ouvre dans le duodenum vers la partie postérieure de sa seconde courbure.

Dans le point du duodenum où se termine le canal cholédoque, se voit l'orifice d'un autre

canal, appelé canal pancréatique ou de Wir-
sung, qui fait communiquer le pancréas avec
l'intestin grêle.

Le pancréas est une glande d'un aspect blanc
grisâtre, d'un poids qui varie de 60 à 180 grammes, et qui est profondément située dans
l'abdomen, au milieu de la courbure du duodenum, au niveau de la douzième vertèbre
dorsale. Cette glande, qui a une très-grande
analogie avec les glandes salivaires, a pour
fonction la production du suc pancréatique,
liquide incolore, limpide, visqueux et gluant,
qui devient, comme la bile, mousseux par l'a-
gitation, et qui, comme elle, contient de la
soude. Le suc pancréatique renferme, de plus,
une substance organique, naturellement liquide, mais se coagulant par la chaleur et
les acides. J'ai nommé la pancréatine, prin-
cipe actif du suc pancréatique.

Avant d'en finir avec l'intestin grêle et ses
annexes, je dois signaler une difficulté qui a
été admirablement vaincue.

Le Créateur n'avait qu'un bien petit espace,

— la cavité abdominale, — pour loger un organe aussi long et aussi volumineux que l'intestin grêle; il était donc obligé de le replier un grand nombre de fois, et ces parties, recourbées sur elles-mêmes, allaient nécessairement, pendant le travail digestif, se mêler; s'entortiller, et rendre la digestion et par suite la vie impossibles. — Le Créateur a disposé en huit de chiffres les replis de l'intestin grêle, appelés circonvolutions intestinales, et cette mesure, *la seule qui pouvait être prise*, pour remédier à l'inconvénient signalé, empêche les circonvolutions intestinales de se mêler; elle permet à l'intestin de se replier sans aller ni en avant ni en arrière, et, seule, elle donne la facilité à un aussi grand nombre de replis de pouvoir se loger dans un espace aussi petit que l'intérieur du ventre.

Le duòdenum, par des raisons que je signalerai bientôt, avait besoin d'être solidement fixé. Je prouverai, en suivant le chyme dans l'intestin, que la fixation du duodenum est ce qu'elle doit être.

Le jejunum et l'iléon demandaient une grande mobilité ; cette mobilité leur a été assurée par le Créateur qui a, avec intention évidente, fixé le jéjuno-iléon à la colonne vertébrale, d'une manière très-lâche, au moyen d'un grand nombre de replis du péritoine appelés mésentère. — Le mésentère, tout en attachant solidement l'intestin grêle, lui permet de flotter dans la cavité qu'il occupe.

Le gros intestin, dont la longueur est environ de 2 mètres, est, comme l'intestin grêle, divisé en trois parties : le cœcum, le côlon, ascendant et transverse, le rectum. Il fait suite à l'intestin grêle dont la troisième portion, l'iléon, s'ouvre dans le gros intestin, à peu près perpendiculairement, dans la région iliaque droite, — au niveau de la hanche droite.

La communication de l'intestin grêle dans le gros intestin se fait au moyen d'une valvule, véritable porte, appelée valvule iléo-cœcale ou de Bauhin, construite avec tant d'art, que le contenu de l'intestin grêle l'ouvre facilement pour passer dans le gros intestin, tandis qu'il est impossible aux matières qui se sont introduites dans le gros intestin de pouvoir ouvrir la valvule pour rentrer dans l'intestin grêle.

Le gros intestin se porte de la région iliaque droite, de bas en haut, jusque dans l'hypocondre droit, puis, parvenu au-dessus du foie, il se recourbe, brusquement, pour aller, transversalement de droite à gauche, au-dessous de la rate, où il se courbe, de nouveau, pour descendre dans la région iliaque gauche, où il s'infléchit deux fois sur lui-même, s'enfonce dans le bassin, et se termine à l'anus.

Le gros intestin décrit, comme vous le voyez, un cercle, presque complet, qui entoure la masse des circonvolutions de l'intestin grêle. Cette disposition circulaire, donnée au gros intestin, est une preuve de la réflexion du Créateur. Car, dirigé comme il l'est, le gros intestin ralentit le cours des matières qui se trouvent dans son intérieur, en les forçant à remonter contre leur propre poids, en leur faisant parcourir un trajet horizontal, ce qui nous préserve, autant

que cela est possible, des incommodités qui
s'attacheraient à de trop fréquentes évacua-
tions.

Les parois du gros intestin possèdent bien
les quatre membranes que nous avons vus
constituer celles de l'estomac et de l'intestin
grêle, mais la tunique séreuse ne lui forme
pas une enveloppe aussi complète, et cela,
parce que cette enveloppe ne lui est pas nécessaire.

La tunique musculeuse présente une disposition particulière dans l'arrangement de ses
fibres longitudinales et circulaires, qui sont
placées de manière à former des cellulosités
ayant pour but, bien évident, de ralentir le
cours des matières fécales.

Enfin, la muqueuse du gros intestin, qui
n'avait pas besoin de valvules conniventes, qui
ne demandait ni papilles ni villosités, n'en
possède aucune ; on ne trouve, sur sa surface,
qu'une multitude de petites ouvertures — ouvertures des follicules du gros intestin — qui
ne sont jamais agglomérées et qui, comme je

le ferai voir bientôt, étaient seules utiles.

La dernière division du gros intestin, le rectum, ainsi nommée à cause de sa direction, moins flexueuse que celle des autres parties du tube intestinal, vient se placer dans le petit bassin, au-devant de la région sacro-coccygienne de la colonne vertébrale ; si bien que le canal digestif, qui s'appuie, à son commencement, sur la colonne vertébrale, vient, en se terminant, rechercher, de nouveau, l'appui de cette colonne.

Nous avons vu l'ouverture supérieure du tube digestif, la bouche, fermée par nos lèvres ; nous trouvons l'anus, qui est l'orifice inférieur du canal intestinal, fermé par un muscle volontaire et puissant, le sphincter anal, qui nous a été donné pour tenir l'anus fermé, et nous préserver de la terrible incommodité que nous aurions, sans lui, de perdre continuellement et involontairement les matières fécales.

La description que je viens de faire des intestins permettra facilement, à chacun de mes lecteurs, de comprendre la digestion ; retournons donc prendre le chyme au moment où il sort de l'estomac, par le pylore, pour entrer dans le duodenum.

Le chyme, qui arrive dans la première partie de l'intestin grêle, n'est pas suffisamment préparé pour pouvoir servir à réparer nos pertes. Le suc gastrique ne peut pas, à lui seul, digérer tous les genres d'aliments que nous consommons, il laisse passer les corps gras et les féculents sans les avoir rendus aptes à être absorbés, il fallait donc mettre à côté du suc gastrique un autre agent capable de terminer entièrement la transformation chimique de la masse alimentaire: — Le Créateur nous a donné la bile et le suc pancréatique.

A chaque contraction par laquelle l'estomac pousse des matières dans le duodenum, ces matières, au moment où elles entrent, passent dans la première courbure de cet intestin, pressent la vésicule biliaire qui, comme vous l'avez vu, garde de la bile en réserve pour le moment du besoin, et en expulse une certaine quantité qui vient se mélanger au chyme. En même temps, le suc pancréatique s'écoule, et, sous l'influence de son action, ajoutée à celle de la bile, la digestion s'achève, le suc pancréatique et la bile émulsionnent les corps gras, digèrent les féculents, et rendent les uns et les autres aptes à être absorbés et à entretenir notre organisme.

Puisque c'est dans le duodenum que le chyme doit se trouver en contact avec les agents destinés à compléter sa métamorphose, il était nécessaire qu'il y séjourna un temps suffisant. — Admirez avec quel soin le Créateur a assuré cette stase :

— Il a recourbé le duodenum.

— Il a donné une position horizontale à ce que les anatomistes appellent sa troisième portion.

— Il a garni l'intérieur de cet intestin d'un grand nombre de valvules conniventes, véritables chaussées, dont la fonction, je l'ai déjà dit, est de retarder le cours des matières alimentaires.

— Enfin, il a bridé l'ouverture du duodenum dans le jejunum, intestin qui lui fait suite, avec l'artère et la veine mésentérique supérieure qui passent au-dessus et en avant de lui avant de pénétrer dans le mésentère.

Ce n'est pas tout ; le duodenum, devant conserver, pendant un certain temps, les matières alimentaires, devait être dilatable ; mais, recevant les canaux du foie et du pancréas, il fallait qu'il fût affranchi de cette grande mobilité qui est l'apanage de la masse intestinale, et cela, sous peine de faire éprouver, aux canaux cholédoques et pancréatiques, des tiraillements très-nuisibles. Eh bien, tout cela a été parfaitement prévu. — Le Créateur a rendu la dilatation du duodenum très-facile en ne le recouvrant que partiellement avec le péritoine, et il a rendu les tiraillements des canaux du foie et du pancréas impossibles par la précaution qu'il a prise de fixer solidement le duodenum à la partie postérieure de l'abdomen.

Les aliments tirés du règne végétal, bien que digérés, devaient se décomposer spontanément dans l'intestin, et, par suite de cette décomposition, ils pouvaient nous devenir beaucoup plus nuisibles qu'utiles ; — le Créateur a chimiquement composé la bile de manière à empêcher cette décomposition spontanée.

A la suite des transformations chimiques que les aliments subissent dans le tube intestinal, il se forme du sucre qui devait nécessairement éprouver la fermentation alcoolique, et, par suite, nous nuire considérablement : il n'en est rien. — La bile est composée de manière à empêcher cette fermentation.

En se combinant avec les aliments qui ne sont pas utilisés pour la nutrition, la bile empêche pareillement que ces substances, qui doivent rester étrangères à notre corps, et demeurer dans l'intestin jusqu'à leur expulsion, ne produisent une action fâcheuse sur l'économie. Enfin, elle est douée de la propriété d'exciter la contraction des fibres musculaires de l'intestin, contractions qui produisent les mouvements péristaltiques et antipéristaltiques n'ayant d'autre but que celui d'agiter tout ce qui se trouve dans l'intestin pour le faire avancer dans le conduit intestinal.

La marche des matières alimentaires est encore activée par les mouvements de la masse de l'intestin grêle, et par le déplacement des gaz qui se forment, dans l'intestin, pendant la digestion.

Les glandes, glandules et follicules, dont j'ai parlé quand je m'occupais de la membrane muqueuse de l'intestin, sont créés :

1°, Pour secréter un liquide, connu sous le nom de suc intestinal, qui concoure, avec le suc gastrique et la bile, à achever les mutations que subit la matière introduite dans le tube digestif ;

2°, Pour fournir un mucus qui garantit la membrane muqueuse contre l'action irritante des substances qui passent et séjournent dans l'intestin.

Les aliments suffisamment préparés, les boissons, une partie des gaz qui se développent dans le tube digestif, sont absorbés, c'est-à-dire, sont introduits dans l'économie par les veines de l'estomac, des intestins et surtout au moyen des innombrables villosités ou papilles qui hérissent la surface interne de la muqueuse intestinale. Au contraire, ce qui ne doit pas être absorbé, ce qui est inutile à notre entretien, est poussé, par les contractions de l'intestin grêle, et forcé de franchir la valvule iléo-cœcale pour s'introduire dans le cœcum, première partie du gros intestin.

Dès que la valvule iléo-cœcale est franchie, elle se referme, et, grâce à son mécanisme, que j'ai déjà signalé, elle met un obstacle insurmontable au retour des matières venant de l'intestin grêle. Le résidu de la digestion est donc forcé de séjourner dans le gros intestin, où il subit encore un dernier changement : le peu d'absorption qui a lieu dans cette partie du tube digestif enlève aux matières en question tout ce qu'elles contiennent encore de nutritif, puis, ce qui ne peut être employé, tout ce qui est inutile, est poussé, peu à peu, par les contractions intestinales, jusque dans le rectum, pour être expulsé par l'anus.

Je ne terminerai pas le chapitre de la digestion sans faire connaître que le Créateur a eu
la prévoyance d'ajouter une dernière précaution à toutes celles que je viens de faire passer
sous vos yeux. Il a tapissé les parois internes
de la cavité abdominale avec une membrane
séreuse, — le *péritoine*, — qui est une conti-
nuation de celle qui recouvre les intestins, et
cela, uniquement pour que le frottement de
ces organes, contre les parois abdominales,
fût facile, sans douleur et sans danger.

L'ABSORPTION

L'absorption est une propriété que possèdent les tissus de notre organisme de se laisser pénétrer et traverser par des substances liquides avec lesquelles ils se trouvent en contact.

Vous avez vu, dans le précédent chapitre, que les boissons, et les sucs nourriciers fournis par les aliments sont absorbés par les veines de l'estomac, des intestins, et surtout par les innombrables villosités qui hérissent la surface interne de la muqueuse intestinale. Je vais, maintenant, mettre sous vos yeux les précautions qui ont été prises, par le Créateur, pour faire parvenir à leur destination les liquides absorbés.

Je traiterai seulement, dans ce chapitre, de

l'absorption qui se fait par les villosités intestinales, me réservant de dire ce que deviennent les matières absorbées par les veines,
lorsque je m'occuperai de la circulation du
sang.

Pour vous faire comprendre l'absorption, il
est nécessaire de commencer par la description des vaisseaux lymphatiques.

Les vaisseaux lymphatiques sont des petits
canaux qui charrient, en général, de la lymphe ou du chyle — produit de la digestion, — et
qui, après avoir traversé des petits corps glanduleux, nommés ganglions, se rendent tous
au système veineux dont nous nous occuperons
plus tard.

Les vaisseaux lymphatiques, — vaisseaux
lactés, — qui transportent le produit de la digestion dans le système veineux, naissent d'un
réseau de petits vaisseaux, d'une ténuité exces-
sive, qui entoure chaque villosité intestinale (1).

(1) Les villosités intestinales jouent dans l'intestin, par
rapport aux produits de la digestion, le rôle que les ra-

Les petites radicules qui naissent de ce réseau capillaire se réunissent et forment des canaux de plus en plus gros, qui marchent entre les deux lames du mésentère, — les attaches de l'intestin.

Pendant ce trajet, ces vaisseaux traversent une foule de ganglions, *ganglions mésentériques*, qui sont des organes d'élaboration ; et, après un cours plus ou moins long, ils se terminent tous dans un canal appelé *canal thoracique* (1).

---

cines des plantes jouent dans le sol pour la nutrition des végétaux. Aussi, peut-on dire que ce sont de véritables racines animales, molles et vasculaires, contenant beaucoup de vaisseaux qui ne sont séparés des liquides qu'ils doivent absorber que par une membrane muqueuse tellement fine, qu'elle n'a guère que quelques centièmes de millimètre d'épaisseur.

(1.) Les vaisseaux lymphatiques qui naissent de la moitié droite de la tête, de la moitié droite du cou, du membre supérieur droit, du poumon droit, des moitiés droites du cœur, du diaphragme et du foie, se rendent dans un gros vaisseau appelé grande veine lymphatique droite ou canal thoracique droit, d'une longueur totale de trois centimètres environ. La grande veine lymphatique, pour laquelle le Créateur a pris les mêmes précautions que celles qu'il a adoptées pour le canal thoracique, ne doit pas nous occuper, car les vaisseaux, peu nombreux, qu'elle reçoit, ne sont point chargés de charrier le chyle,

Le canal thoracique (*fig.* 6) commence au

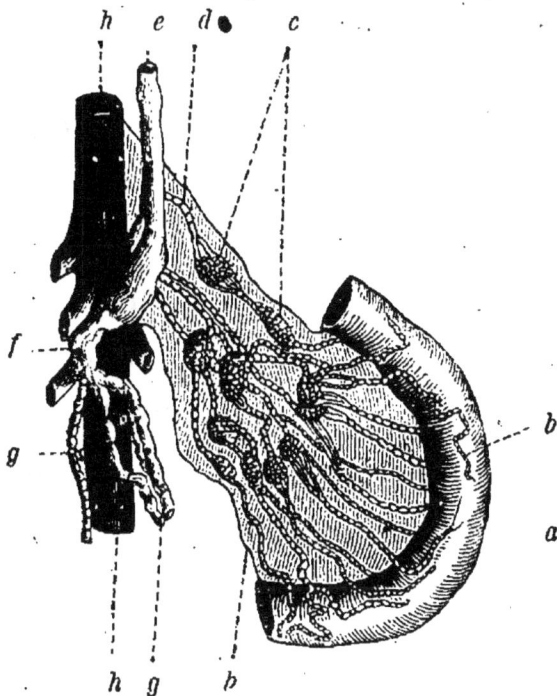

Fig. 6.

a, portion d'intestin grêle; *bb,* radicules des vaisseaux chylifères; *c,* ganglions mésentériques; *d,* vaisseaux chylifères à leur
sortie de ces ganglions; *e,* canal thoracique; *f,* réservoir de Pecquet; *gg,* vaisseaux lymphatiques des extrémités inférieures se
rendant au canal thoracique; *h, h,* artère aorte, le long de laquelle
ce canal remonte pour gagner la veine sous-clavière.

niveau de la deuxième vertèbre lombaire par
la réunion de cinq ou six gros troncs lympha-

mais la lymphe. La grande veine lymphatique va s'ouvrir
dans l'angle de réunion des veines jugulaire interne et
sous-clavière droite.

tiques. Il présente, près de l'ouverture aortique du diaphragme, cloison qui sépare le thorax de l'abdomen , une dilatation nommée
réservoir de Pecquet ; puis, il monte dans la
poitrine, à travers les piliers du diaphragme,
s'incline à gauche, remonte derrière la crosse
de l'aorte, passe derrière la jugulaire interne
gauche, pour aller se terminer, devant la septième vertèbre cervicale, en s'ouvrant dans la
veine sous-clavière gauche, à l'angle de réunion des veines sous-clavière et jugulaire interne.

Le canal thoracique est situé verticalement ;
et les vaisseaux lactés, dont nous nous occu-
pons, sont aussi dans une position tout à fait
avantageuse pour favoriser le cours d'un
liquide. Comment ce qui est absorbé, dans le
ventre, par les villosités intestinales, pourra-
t-il remonter dans le thorax ? — Le moyen,
employé pour assurer l'ascension du chyle
prouve beaucoup de réflexion et de science ;
car, sachez-le bien, il était plus difficile de
faire monter votre chyle des intestins à la hau-

teur de votre cou, que de faire rétrograder un fleuve vers sa source.

Pour rendre possible ce qui était nécessaire, le Créateur a fait preuve d'un grand savoir : il a formé les vaisseaux lymphatiques avec deux membranes : l'une, l'externe, a été douée d'élasticité ; avec l'autre, l'interne, membrane séreuse , il a formé , dans l'intérieur de chaque vaisseau, de distance en distance, à des intervalles très-rapprochés, — sur certains points elles sont placées de deux millimètres en deux millimètres, —. des valvules paraboliques, disposées par paires, offrant un bord adhérent du côté des extrémités, et un bord libre du côté du cœur.

Lorsque le produit de la digestion est suffisamment préparé, lorsqu'il est devenu le *chyle*, liquide blanc, opaque, analogue à du lait, il s'introduit, par endosmose, dans les villosités intestinales, qui se gonflent, et s'imbibent de ce suc nourricier, absolument comme se gonflent et s'imbibent des petites éponges que l'on plonge dans un liquide ; puis, les proprié-

tés physiques de la capillarité et de l'endomose,
secondées par les contractions intestinales, font
passer le chyle, des villosités dans les vaisseaux
lymphatiques qui les entourent ; elles lui font
même franchir une première valvule, créée de
manière, puisque le bord libre des valvules est du
côté du cœur, à ne point s'opposer à ce passage.

Dès qu'une certaine quantité de chyle a
franchi la première valvule, les forces qui le
poussaient, cessant d'être assez puissantes pour
le faire avancer davantage, il tend, en raison
des lois physiques de la pesanteur, à s'arrêter
et à rétrograder : — ce retour n'a pas lieu.

Aussitôt que le chyle tend à vouloir redescendre, la valvule qui a été franchie s'abaisse,
ferme entièrement le vaisseau, et met un
obstacle insurmontable à sa rétrogradation.
En même temps, la membrane externe du
vaisseau, que le Créateur a douée d'élasticité,
joue le rôle qui lui a été assigné ; elle réagit,
c'est-à-dire, elle presse, elle comprime, le
chyle qui, ne pouvant redescendre, franchit
une nouvelle valvule qui joue le même rôle

que celle dont nous venons d'admirer le mécanisme.

Au moyen de l'élasticité de la membrane qui forme la paroi externe du vaisseau, et grâce aux nombreuses valvules qui empêchent tout retour en arrière, le chyle parcourt donc, en entier, les vaisseaux lymphatiques, et arrive dans la partie abdominale du canal thoracique, dans laquelle il est retenu par des valvules placées à l'orifice de tous les vaisseaux qui s'abouchent dans ce canal.

Pendant l'inspiration, la partie abdominale du canal thoracique, comprimée par l'abaissement du diaphragme, fait passer le chyle dans la partie thoracique du canal thoracique, et cela, d'autant plus facilement, que le chyle est attiré par le vide virtuel qui se fait dans la poitrine.

Arrivé dans la partie thoracique du canal, le chyle est accéléré dans sa course, et conduit dans le sang veineux, par les secousses que reçoit cette partie du canal, par suite des battements de l'artère *aorte* derrière laquelle, comme je l'ai indiqué, le Créateur le fait pas-

ser, exprès, au moment où il se porte de droite
à gauche pour aller s'ouvrir dans la veine sous-
clavière gauche.

Des valvules puissantes, situées à l'embouchure du canal thoracique dans la sous-clavière, s'opposent au retour du chyle dans le
canal qu'il vient de quitter, et à tout reflux de
sang veineux; il est donc entraîné forcément
avec le sang dans le torrent circulatoire.

Nous possédons deux veines sous-clavières,
l'une à droite et l'autre à gauche; et, je dois le
dire, ce n'est pas sans réflexion que le Créateur
a ouvert le canal thoracique dans la sous-clavière gauche, de préférence à la droite, qui ne
reçoit que le faible produit de la grande veine
lymphatique.

Le canal thoracique, en se terminant dans
la veine sous-clavière gauche, se termine plus
loin du cœur que s'il se fût abouché dans la
veine sous-clavière droite; et, par conséquent,
il est moins exposé au reflux du sang, reflux
qui aurait gêné, sans cette précaution, l'introduction du chyle dans l'intérieur de la veine.

LA CIRCULATION DU SANG

On donne le nom de circulation du sang au mouvement successif, et pour ainsi dire circulaire, du sang, qui est poussé dans les artères par le cœur, puis rapporté au cœur par les veines.

La circulation du sang, seulement entrevue par Galien, Vésale et Césalpin, ne fut démontrée qu'en 1628 par Harvey qui l'avait découverte en 1619.

Après nous avoir donné la possibilité de transformer des matières qui nous sont étrangères en une substance assimilable à notre corps, le Créateur se trouva dans la nécessité de faire de nouveaux organes.

Il fallait que les liquides nourriciers fussent portés, à chaque instant, partout où leur action réparatrice était nécessaire, c'est-à-dire sur tous les points de notre économie. — Ce transport est assuré, au moyen d'un appareil que la science d'un Dieu pouvait seule imaginer.

Représentez-vous deux doubles corps de pompes foulantes, réunis ensemble, de manière à constituer un organe, de la forme d'un cône aplati, ayant, à peu près, chez l'adulte, le volume du poing, lançant dans toutes les parties du corps, au moyen de canaux nombreux, un liquide réparateur : *le sang*, et vous aurez l'idée la plus exacte des organes qui vont nous occuper ; car ces corps de pompes forment le cœur, ces canaux sont nos artères et nos veines (1).

Seul, dans l'économie, chargé d'une fonction aussi importante que celle de la circulation du sang, il fallait que le cœur fût à l'abri de vio-

(1) « Le cœur agit à la manière d'une pompe foulante, mais d'une pompe foulante dont le piston est remplacé par la contraction des parois. Les parois actives du cœur, revenant sur elles-mêmes, de proche en proche, chassent, devant elles, le liquide qui les remplit, avec une perfection que nos appareils à parois rigides peuvent imiter par l'artifice d'un piston, mais qu'ils n'égalent point. »

(Béclard, *Traité de physiologie*, IIe édition, p. 211.)

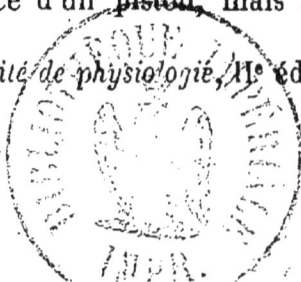

lences extérieures ; eh bien, admirez la position
qui lui a été assignée (*fig.* 7) : il est enveloppé

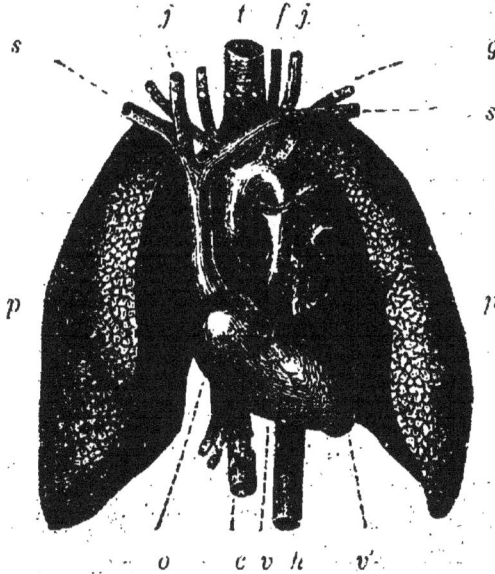

Fig. 7.

Le cœur avec les poumons et les principaux troncs artériels et
veineux ; *p, p,* les poumons ; *t,* la trachée-artère, près de sa division en deux bronches ; *o,* l'oreillette droite ; *v,* le ventricule
droit ; *v',* le ventricule gauche surmonté de son oreillette ; *j, j,* les
veines jugulaires, et *s, s,* les veines sous-clavières, formant par
leur réunion le tronc de la veine cave supérieure, qui ramène le
sang de la tête et des membres thoraciques, et va s'ouvrir dans
la partie postérieure de l'oreillette droite ; *c,* la veine cave inférieure, qui rapporte le sang des viscères et des membres abdomi-
naux et s'ouvre aussi dans l'oreillette droite au-dessus de la précédente ; *f, j,* artère carotide et artère sous-clavière gauche, qui
naissent de la crosse de l'aorte (on voit les mêmes artères du
côté droit) ; *h,* tronc de l'aorte descendant. Entre les deux oreillettes, qui forment la partie supérieure du cœur, s'élève l'artère
pulmonaire, qui naît au ventricule droit, et qui se divise sous la
crosse de l'aorte pour porter le sang veineux dans chaque poumon ;
au-dessus de l'oreillette gauche sont les veines pulmonaires
gauches, qui rapportent dans cette oreillette le sang revivifié
par la respiration ; les veines pulmonaires droites y aboutissent
aussi, en passant derrière l'aorte et l'artère pulmonaire.

par le péricarde, et situé dans le médiastin, espace produit par l'écartement des deux plèvres. C'est donc, dans une véritable place forte, que le Créateur l'a placé ; car le médiastin occupe le milieu de la cavité thoracique, cage osseuse, qui le garantit en arrière, au moyen de la colonne vertébrale, latéralement par les côtes, et enfin en avant par le sternum, qui est un véritable bouclier osseux.

Le cœur, de nature musculeuse, est divisé en quatre cavités qui sont séparées, les unes des autres, par des cloisons complètes et incomplètes (*fig.* 8). Deux des cavités du cœur s'appellent oreillettes ; les deux autres ont reçu le nom de ventricules.

Pour bien vous représenter la position de ces parties, supposez une ligne verticale séparant le cœur en deux moitiés, et une ligne horizontale partageant en deux chacune de ces moitiés ; vous aurez, à droite de la ligne verticale, deux cavités superposées, dont la supérieure sera l'oreillette droite, et l'inférieure le ventricule droit. A gauche de la même ligne verticale,

vous trouverez la même disposition, et par conséquent l'oreillette et le ventricule gauches.

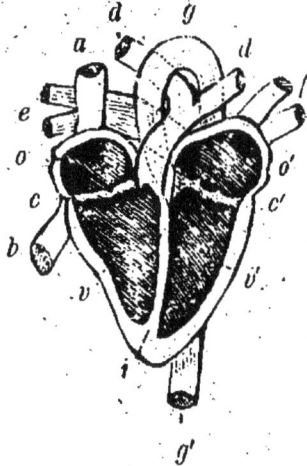

Fig. 8.

Le cœur vu à l'intérieur.

o, l'oreillette droite, dans laquelle on voit les orifices des veines
caves supérieure et inférieure ; c, cloison qui sépare cette oreillette
du ventricule correspondant, et qui laisse une ouverture servant
de communication entre ces deux cavités ; v, le ventricule droit,
séparé du gauche par une cloison verticale I, et présentant à sa
partie supérieure l'orifice de l'artère pulmonaire ; o', l'oreillette
gauche, présentant les orifices des veines pulmonaires ; c', cloison
qui sépare l'oreillette gauche du ventricule correspondant, et sur
laquelle existe l'ouverture de communication entre ces deux cavités ; v', le ventricule gauche, présentant supérieurement l'orifice
de l'aorte ; a, veine cave supérieure ; b, veine cave inférieure ;
dd, artère pulmonaire, venant du ventricule droit, et se divisant
sous la crosse de l'aorte ; e, veines pulmonaires droites ; f, veines
pulmonaires gauches, passant derrière la veine cave supérieure,
derrière l'aorte et l'artère pulmonaire, pour aboutir à l'oreillette
gauche ; g, l'aorte s'élevant du ventricule gauche et se recour-
bant (crosse de l'aorte) pour former l'aorte descendante g'.

L'oreillette et le ventricule droits sont séparés par une cloison complète de l'oreillette

et du ventricule gauches. Les deux moitiés du
cœur ne communiquent point entre elles, nous
avons donc, dans notre cœur, deux doubles
pompes foulantes, indépendantes l'une de l'autre. La première de ces doubles pompes, formée par l'oreillette et le ventricule droits, a reçu
le nom de cœur pulmonaire, parce qu'elle lance
le sang dans les poumons ; et la deuxième,
formée par le ventricule et l'oreillette gauches,
est nommée cœur aortique, en raison de l'artère aorte, au moyen de laquelle elle distribue
le sang dans toutes les parties du corps.

L'oreillette et le ventricule d'un même côté
constituent un double corps de pompe, ils communiquent entre eux, au moyen d'une cloison
incomplète qui n'est qu'une véritable soupape
s'ouvrant de l'oreillette dans le ventricule.

La soupape qui sépare l'oreillette d'avec le
ventricule gauches s'appelle la valvule mitrale ;
elle est plus forte que la valvule triscupide, qui
sépare l'oreillette d'avec le ventricule droits.

D'où provient cette différence de solidité qui
existe entre ces deux soupapes ? est-ce un effet

6.

du hasard, ou bien est-ce encore un indice de
la réflexion du Créateur? C'est ce dont je vous
fais juge, en vous faisant connaître que le corps
de pompe qui possède la plus forte soupape a
besoin de beaucoup plus de force que celui qui
possède la plus faible.

Dans le ventricule gauche, se trouve l'ouverture d'un gros tuyau, dont l'orifice est muni
de trois soupapes s'ouvrant du ventricule dans
le tuyau. Ces soupapes sont les valvules sigmoïdes; et le tuyau dont elles sont les portes
est l'artère aorte, de laquelle naissent toutes
les autres artères, ainsi que les branches d'un
arbre partant du tronc.

Dans l'oreillette gauche, s'ouvrent les quatre veines pulmonaires, dont les ramifications
naissent dans les poumons.

Maintenant que vous connaissez un des corps
de pompe, occupons-nous des tuyaux qui en
partent, et, quand nous aurons terminé cet
examen, nous nous trouverons arrivés au
deuxième corps de pompe, — au cœur pulmonaire,—dont nous examinerons alors l'intérieur.

L'aorte, qui est le tronc principal d'où sortent toutes les autres artères, avait besoin d'être protégée presque autant que le cœur. — Le Créateur l'a appuyée le long de la face antérieure de la colonne vertébrale, qui la préserve en arrière, tandis que latéralement, et en avant, les côtes, les poumons et les organes contenus dans l'abdomen la mettent à l'abri des violences extérieures.

La forme de l'aorte, ainsi que celle de toutes les autres artères, est cylindrique, condition la plus favorable au cours du sang, et, en même temps, la plus avantageuse pour garantir ces vaisseaux de l'effet des violences extérieures, puisqu'elle permet à une artère, qui se trouve comprimée, de se soustraire à la compression en glissant un peu sur les parties avoisinantes.

Les parois de l'aorte, comme celles de toutes les artères, sont formées par trois membranes superposées ; la membrane externe, nommée membrane celluleuse, est douée de contractilité ; la membrane moyenne est composée de fibres circulaires, élastiques, s'entre-croisant à

angle aigu; enfin, la tunique interne est séreuse. Nous verrons plus loin que les propriétés que possèdent ces tuniques sont en rapport
avec leur usage, qui est de favoriser et d'assurer
le cours du sang.

Depuis son origine, jusqu'à sa bifurcation au
niveau du bord inférieur de la quatrième vertèbre lombaire, l'aorte donne naissance à un grand
nombre d'artères dont les principales sont :

Les artères carotides, qui remontent de
chaque côté du cou pour aller distribuer le
sang à la tête.

Les artères sous-clavières, axillaires et bra-
chiales, qui fournissent le sang à l'épaule, au
bras, à l'avant-bras et à la main.

L'artère cœliaque, qui alimente l'estomac.

Les artères mésentériques, qui se rendent
aux intestins.

Les artères rénales, qui se rendent dans les
reins.

Et enfin les iliaques, fémorales et tibiales,
qui terminent l'aorte et portent le sang aux
membres inférieurs.

Chacune de ces artères donne naissance à un nombre considérable de nouvelles artères, qui vont elles-mêmes se ramifier dans toutes les parties du corps.

Toutes ces ramifications, qu'il était impossible d'éviter, devaient forcément nuire à la circulation du sang; — il n'en est rien, grâce à la précaution que le Créateur a prise de faire naître, à angle aigu, chaque artère sur son artère mère! Par cette disposition, la seule capable de prévenir le ralentissement de la circulation, le sang conserve la direction primitive de l'impulsion qu'il a reçue, et il est facilement divisé, dans la colonne qu'il forme, par l'angle saillant qui occupe l'embranchement des deux divisions.

Si l'aorte avait besoin d'être garantie, il fallait aussi protéger chacun de ses rameaux; c'est ce que le Créateur a fait. — Les artères principales suivent la direction de l'axe de nos membres, accolées le long des os : elles sont placées dans de grands espaces celluleux situés au centre de nos muscles qui les proté gent d'une part, tandis que, de l'autre côté, l'os les garantit et les soutient.

Chacune de nos articulations étant sujette, au moins, à deux mouvements, à un mouvement d'extension et à un mouvement de flexion, toutes les artères qui passent devant nos articulations devaient être situées dans le sens de l'un ou de l'autre de ces mouvements. Placées du côté de l'extension, les artères n'auraient pas prouvé une grande réflexion de la part du Créateur. Car, supposez que l'artère qui porte le sang dans l'avant-bras, — artère humérale, — passe du côté du coude ; et que celle qui porte le sang dans la jambe, — artère poplitée, — passe sur le genou ; vous comprenez facilement que l'artère, ainsi placée, se romprait ou tout au moins serait très-fatiguée dans un mouvement de flexion un peu brusque ; c'était donc un cas à prévoir, il l'a été. — Toutes nos artères sont placées du côté de la flexion de nos membres, et, ce qui prouve qu'elles ne se trouvent pas dans cette position par l'effet d'un heureux hasard, c'est que, si dans un membre il existe

plusieurs articulations, et si le sens de la flexion
n'est pas le même pour chacune d'elles, l'artère change de direction pour toujours se trouver dans le sens de la flexion.

Malgré cette position avantageuse, si les artères n'avaient été créées que de la longueur
de nos os, elles auraient été tiraillées et même
rompues dans les mouvements un peu brus-
ques; notre Créateur, pour éviter ce nouvel
inconvénient, a donné, à ces canaux, une longueur plus considérable que celle des membres, ce qui les met à l'abri de toute espèce de
tiraillement et de déchirure.

Si nous examinons d'autres parties que les
membres, nous en trouverons qui sont le siége
de dilatations et de resserrements; si les artères qui vont y porter la vie avaient été créées
de la grandeur de ces parties à l'état de dilatation, elles auraient été gênantes pour nous
pendant le resserrement; créées, au contraire,
de la grandeur des parties, en question, à l'état
de resserrement; elles se seraient rompues dès
que la dilatation aurait eu lieu. Exemple : les

artères qui entourent votre bouche, créées de
la longueur de cet organe à l'état de resserrement, c'est-à-dire, quand la bouche est fermée, se seraient rompues quand vous l'ou-
vrez en entier pour y introduire des morceaux
volumineux, ou pour bâiller fortement, il fallait donc prévoir ce danger et nous y soustraire. — Celui de qui nous sommes fils a fait,
flexueuses, — ce qui remédie à tout, — les artères qui vont nourrir les organes soumis à
des variations de volume.

J'ai dit que les artères étaient situées le
long de nos os, au centre de nos muscles.
Mais la contraction de ces muscles, que les
artères traversent, devait comprimer, dans
chaque mouvement, les parois des vaisseaux,
et entraver notre circulation. — Cet inconvénient a été prévu et évité : toutes les fois
qu'une artère traverse un muscle, le Créateur
l'a entourée, dans ce passage, d'un anneau
fibreux, véritable cercle protecteur, construit
de manière à prévenir les effets de la compression et à assurer la circulation du sang.

Les artères, après un trajet plus ou moins long, se terminent toutes dans l'épaisseur de nos organes, en communiquant avec un système de tout petits vaisseaux, vaisseaux capillaires, dont la fonction est de retenir, pendant un temps suffisant, le sang en contact avec les tissus qu'il doit revivifier.

Il y a telle partie de notre corps où la vie est plus active que dans telle autre; il y a des endroits où la circulation a besoin d'être ralentie; il fallait donc, en distribuant les artères à chacun de nos organes, que la main du Créateur fût intelligente; — elle l'a été.

Les artères carotides, qui portent le sang dans la tête, ont été créées flexueuses, uniquement pour remédier à une circulation trop rapide; et, dans tous les organes où la vitalité est plus grande, où il y a une sécrétion habituelle, les artères sont beaucoup plus nombreuses que dans les parties où elles ne servent qu'à la nutrition.

Les veines, dont l'origine est le système des vaisseaux capillaires que je viens de vous si-

gnaler, sont des canaux nombreux, qui naissent dans les organes, se ramifient comme les
artères, et qui, après s'être réunis, de manière
à former quelques gros canaux, ramènent au
cœur le sang qui a servi à nourrir notre corps,
et qui, par conséquent, a perdu ses propriétés
réparatrices.

La marche des veines est, à peu près, la
même que celle des artères, le long desquelles
elles sont accolées, au nombre de deux pour
chacun de ces derniers canaux.

Les veines diffèrent des artères, en ce qu'elles ne sont pas flexueuses, et cela, uniquement
parce que leur flexuosité aurait nui à la circulation.

Les parois des veines ne sont formées que par
deux membranes, et, dans l'intérieur du canal
veineux, la membrane interne forme des replis
dont le bord libre regarde le cœur (*fig*. 9).

Ces replis sont des soupapes dont le nombre
et le rapport sont toujours en raison directe
des obstacles qu'éprouve le sang veineux dans
la circulation.

Enfin, les veines se terminent toutes dans deux gros canaux, qui se rendent dans l'oreillette droite du cœur. L'un de ces canaux

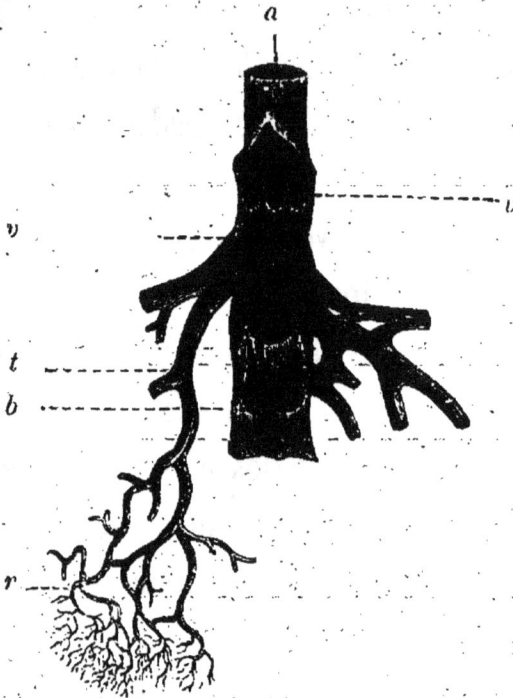

Fig. 9.

Tronçon d'une grosse veine ouverte pour montrer les valvules ; *a*, portion supérieure de la veine ; *vv*, valvules dont la concavité est dirigée vers le cœur ; *r*, ramuscules veineux s'anastomosant entre eux et se réunissant en une grosse branche *b*, qui s'ouvre dans le tronc principal *t*.

constitue la veine cave supérieure, qui reçoit toutes les veines situées au-dessus du diaphragme, cloison musculeuse, qui sépare la

poitrine d'avec le ventre. L'autre canal forme
la veine cave inférieure, qui reçoit toutes les
veines de la région sous-diaphragmatique.

Ceci connu, nous nous trouvons revenus au
cœur, point de notre départ, avec cette seule
différence, qu'étant partis du ventricule gauche, nous rentrons par l'oreillette droite, cavité supérieure du deuxième corps de pompe
formé par le cœur, corps de pompe que nous
avons déjà désigné sous le nom de cœur pulmonaire.

Dans l'intérieur de l'oreillette droite du
cœur nous ne trouvons que les deux orifices des veines caves, et l'ouverture qui fait
communiquer l'oreillette droite avec le ventricule droit. Cette dernière ouverture, je l'ai
déjà dit, est munie d'une soupape, appelée
valvule tricuspide, qui s'ouvre de l'oreillette
dans le ventricule.

Dans l'intérieur du ventricule, on voit l'ouverture d'un gros conduit. Cet orifice, comme
celui de l'aorte, est muni de soupapes qui s'ouvrent du ventricule dans le canal. Ce canal

constitue l'artère pulmonaire qui se rend dans
les poumons où, après s'être ramifiée à l'infini,
elle se continue avec les dernières ramifications des veines pulmonaires qui, se réunissant
en quatre troncs, vont aboutir dans l'oreillette
gauche du cœur.

Connaissant le cœur, les artères et les veines,
vous pouvez maintenant admirer avec moi la
circulation du sang.

Prenons ce liquide au moment où il est
introduit, par les veines pulmonaires, dans l'o-
reillette gauche du cœur. Le cœur, étant un
organe musculeux, doué d'une très-grande contractilité, dès que l'oreillette gauche est pleine,
le contact du sang excite la contraction de ses
parois, et cette contraction, comprimant le
sang de toutes parts, fait refluer une partie de
ce liquide dans les veines pulmonaires, tandis
qu'une autre partie, pressant sur la valvule mitrale, — qui s'ouvre de l'oreillette dans le ventricule, — la fait s'abaisser pour lui livrer pas
sage dans le ventricule. Le sang ainsi introduit
dans le ventricule gauche y provoque une con-

traction encore plus forte que celle qu'il avait
produite dans l'oreillette. Pressé, immédiatement, de toutes parts, par les parois contractées
du ventricule, le sang relève la valvule mitrale,
qui met un obstacle insurmontable à son retour
dans l'oreillette, tandis qu'il abaisse et franchit les soupapes de l'orifice de l'aorte, — valvules sigmoïdes, — qui s'ouvrent, comme vous
le savez, du ventricule dans ce vaisseau.

Aussitôt que le sang a franchi les valvules
sigmoïdes, ces soupapes, cessant d'être com-
primées, se relèvent, et, en vertu de l'habileté
de leur construction, elles lui défendent de
rentrer dans le cœur.

Le sang, lancé dans l'aorte, s'avance, alors,
dans l'intérieur de ce vaisseau, en vertu de
l'impulsion qui lui a été donnée par la contraction du ventricule.

Était-il possible de rendre la contraction
ventriculaire assez énergique pour imprimer,
au liquide nourricier, une impulsion assez
forte pour lui faire parcourir tous les nombreux canaux qu'il aura à traverser ? Évidem-

ment non. Il fallait que la contraction du ventricule fût secondée par un auxiliaire puissant, et cet auxiliaire nous a été donné dans les propriétés dont le Créateur a doué les parois artérielles.

Si la membrane interne d'une artère est séreuse, c'est-à-dire de la nature la plus favorable au glissement d'un liquide, ses membranes moyenne et interne sont élastiques et contractiles. Aussi, qu'arrive-t-il, quand une ondée de sang, lancée dans l'aorte, vient heurter contre les parois de ce vaisseau? — Ces parois, en vertu de leur élasticité, cèdent à la pression comme le ferait un ressort, mais, revenant aussitôt sur elles-mêmes, elles chassent le sang qui les distendait. Par ce mécanisme, les parois artérielles, secondant les contractions du cœur, assurent la marche du sang, et transforment, en un mouvement continu, le mouvement intermittent imprimé par les contractions du cœur qui ne se renouvellent, en général, chez l'adulte, que de soixante à soixante-douze fois par minute.

Ce que j'avance est tellement vrai, que, dans les petites branches artérielles, où les saccades occasionnées par les contractions ventriculaires se font peu sentir, et dans les vaisseaux capillaires, le sang ne coule plus que par l'effet de la pression exercée sur lui par les parois élastiques des artères.

On prouve, dans les cours de physique, que, toutes choses égales d'ailleurs, la rapidité avec laquelle une quantité déterminée de liquide coule dans un système de canaux non capillaires, diminue toujours lorsque la capacité des conduits va en augmentant : — C'est en vertu de cette loi physique que les fleuves et les rivières ralentissent leur cours à mesure que leur lit s'élargit.

Ceci posé : dans notre corps il y a des organes à structure délicate, à fonctions importantes, qui avaient besoin d'être préservées d'une circulation trop rapide, et qui demandaient, cependant, une grande quantité de sang, comment satisfaire à ces conditions? Celui qui nous a faits n'a pas été embarrassé;

physicien par excellence, il a appliqué la loi physique que je viens de vous énoncer : — partout où il fallait ralentir le cours du sang, il a subdivisé les artères, en un plus ou moins grand nombre de rameaux, avant de les faire pénétrer dans la trame organique. En agissant ainsi, il a forcé le sang à circuler, dans les organes en question, avec la lenteur nécessaire ; car l'observation, la plus rigoureuse, nous apprend que la capacité totale des divers rameaux d'une branche artérielle est toujours supérieure à la capacité des vaisseaux desquels ils naissent ; ce qui nous place dans la loi physique précitée.

Un accident pouvant oblitérer une artère, et, par suite, frapper de gangrène, — de mort — la partie qu'elle est chargée d'alimenter. — Le Créateur a établi des communications fréquentes entre les artères. Ces communications, appelées anastomoses, n'ont qu'un but, celui de permettre aux artères de se suppléer, si par hasard l'une d'elles vient dans l'impossibilité de s'acquitter de ses fonctions.

7.

Comme je l'avais avancé, vous voyez que les cavités gauches du cœur remplissent les fonctions d'une double pompe foulante. L'oreillette gauche est le premier corps de cette pompe ; il introduit le sang dans le ventricule gauche, et son piston, — *la valvule mitrale*, — empêche ce liquide de revenir sur ses pas. Le ventricule gauche est le deuxième corps de pompe, il lance le sang dans l'aorte, et son piston, — *les valvules sygmoïdes*, — empêche tout retour en arrière.

Les contractions du ventricule gauche du cœur remplissent donc, continuellement, les grosses artères, et, par suite, tendent le ressort représenté par les parois de ces vaisseaux, ressorts destinés, comme vous l'avez vu précédemment, à pousser d'une manière continue le sang jusque dans les veines.

Quand notre sang a parcouru le système artériel et les vaisseaux capillaires, il s'est dépouillé de toutes ses propriétés nutritives, et il faut, pour qu'il puisse nous être encore utile, qu'il aille, grossi par les produits de la diges-

tion, se revivifier au contact de l'air atmosphérique qui se trouve dans les poumons. — C'est
pour assurer cette révivification que le système
veineux a été créé; car sa fonction consiste à
ramener le sang dans l'oreillette droite du
cœur, premier corps de la pompe qui le mettra
en contact avec l'air dont il a besoin.

Mais, ce sang qui a déjà traversé le système
artériel et le système capillaire, ce sang, qui se
trouve dans nos extrémités inférieures, pourra-
t-il remonter au cœur en vertu de l'impulsion
qui lui a été communiquée par les contractions
du ventricule gauche et des parois artérielles ?
Mille fois non. Il fallait, pour assurer ce retour,
bien de la réflexion et du savoir ; aussi, les précautions, que le Créateur a prises, sont-elles,
toutes, des preuves de sa sagesse infinie.

Nos veines, comme vous l'avez vu, sont
garnies de valvules d'autant plus rapprochées
qu'elles sont nécessaires. Ces valvules sont de
véritables soupapes, construites de manière à
laisser au sang un libre cours vers le cœur, et
à lui interdire tout retour en arrière. La pré-

sence et l'usage de ces valvules suffiraient, à
eux seuls, pour prouver que le Créateur réfléchissait en nous faisant, mais ils ne suffiraient pas pour assurer la circulation veineuse,
car, l'impulsion qui introduit le sang dans les
veines n'aurait pas été assez forte pour faire
franchir, à ce liquide, un grand nombre de valvules. Il fallait donc, encore, une force pour
mettre en mouvement le sang veineux, et notre
Créateur nous l'a donnée en accolant les veines
le long des artères.

Les artères, à chacune de leurs pulsations,
donnent une secousse aux veines qui leur sont
accolées, et, cette secousse, comprimant le
sang veineux, lui fait franchir un certain nombre de soupapes, et le pousse en avant vers le
cœur.

Les secousses que les veines reçoivent des
artères se renouvellant aussi souvent que les
contractions du ventricule gauche, le sang est
donc reporté, assez rapidement, dans l'oreillette droite, où nous allons le laisser, jusqu'à
ce que j'aie rempli la promesse que je vous ai

faite, à l'article *Digestion*, de vous dire, en traitant de la circulation, ce que deviennent les matières alimentaires absorbées par les veines.

Les boissons, et une partie du produit de la digestion, sont absorbées, directement, par les veines de l'estomac et des intestins, — *veines stomacales et mésaraïques.* — Ces matériaux, hétérogènes, introduits, sans aucune précaution, dans la masse du sang, n'auraient pas été inoffensifs ; aussi, admirez la sagesse créatrice qui a placé le foie sur le chemin des veines qui rapportent le sang de l'estomac et des intestins.

Le foie ! mais vous le connaissez déjà, c'est lui que vous avez vu, naguère, vous fournissant la bile ; eh bien, c'est lui que vous retrouvez, maintenant, chargé de la dépuration du sang qui vient d'être altéré par des principes nouveaux.

De cette dépuration, qui témoigne si haut de la science chimique de notre créateur, il résulte :

1° Une partie des principes excrémentitiels de la bile.

2° La cholestérine.

3° Des acides gras.

4° Des matériaux combustibles et enfin du sucre.

Ces produits chimiques n'ont pas tous la même destination ; les uns, sont expulsés par les voies biliaires comme excrémentitiels, les autres, le sucre par exemple, dont nous admirerons plus tard l'usage, sont introduits dans l'organisme et remontent avec le sang dans l'oreillette droite du cœur où ce liquide est conduit par les veines caves.

Une fois pleine, l'oreillette droite du cœur se contracte de la même manière que l'oreillette gauche ; la soupape qui la sépare du ventricule droit, — *la valvule tricuspide,* — s'abaisse, et le sang passe dans le ventricule droit où il excite une contraction qui le comprime. Cette compression fait relever, par le sang, la valvule tricuspide qui met un obstacle insurmontable à son retour dans l'oreillette, et, alors, le sang, poussant les valvules qui ferment l'entrée de l'artère pulmonaire, et qui s'ouvre du cœur dans l'artère, est lancé dans ce vaisseau.

La contraction de l'oreillette et du ventricule droit coïncide avec la contraction de l'oreillette et du ventricule gauche. Ces deux cavités constituent, aussi elles, un double corps de pompe, dont le premier corps est l'oreillette droite, qui pousse le sang dans le ventricule droit : son piston est la valvule tricuspide. Le deuxième corps de pompe est le ventricule droit, qui lance le sang dans l'artère pulmonaire : son piston est constitué par les valvules qui garnissent l'ouverture de l'artère pulmonaire et qui, comme la valvule tricuspide, s'oppose, en vertu de la disposition de ces valvules, à tout mouvement rétrograde.

L'artère pulmonaire porte le sang dans les poumons. Là, il parcourt des milliers de petites ramifications le mettant en contact avec l'air atmosphérique qui le révivifie ; puis, il entre dans les veines pulmonaires qui le conduisent à l'oreillette gauche du cœur pour recommencer le trajet que nous venons de lui voir parcourir.

LA RESPIRATION

J'ai avancé, dans le chapitre précédent, qu'il faut le contact de l'air atmosphérique pour rendre au sang les propriétés nutritives dont il se dépouille pendant sa course à travers nos tissus ; il est à propos de nous occuper, maintenant, de ce phénomène, acte physiologique, connu sous le nom de respiration.

La respiration est donc la fonction qui, chez l'homme, a pour objet d'introduire dans les poumons l'air atmosphérique, afin de mettre les matériaux du sang en contact avec cet air.

L'air atmosphérique est nécessaire à la vie, mais ce fluide n'est pas un corps homogène. La chimie nous apprend qu'il contient des principes très-différents, qui sont : du gaz oxy-

gène, du gaz azote, quelques traces de gaz
acide carbonique, de la vapeur d'eau, etc., etc.
L'air atmosphérique n'est donc pas un corps
simple ; c'est un gaz constitué par le mélange
des différents gaz que je viens d'énumérer.

En volume, l'air atmosphérique contient,
pour 100, 20,80 d'oxygène et 79,20 d'azote.
En poids, il contient 23,10 d'oxygène et 76,90
d'azote. L'acide carbonique n'y compte que
pour quelques dix millièmes, et la vapeur
d'eau ne s'y trouve que pour un poids de six à
neuf millièmes.

Au moyen d'un grand nombre d'expériences,
on est parvenu, en 1777, grâce au célèbre et
malheureux Lavoisier, à avoir la connaissance,
et la certitude, que c'est à la présence de l'oxygène que l'air atmosphérique doit ses propriétés vivifiantes.

Le sang veineux, lancé par l'oreillette droite
du cœur, n'est plus rouge et vermeil, comme il
l'était, alors qu'il traversait le système artériel;
mais il est noir, et il tient, en dissolution, une
quantité considérable de gaz acide carbonique.

Ce gaz acide carbonique, tenu en dissolution dans le sang veineux, est un des produits du travail nutritif. Il se forme dans toutes les parties du corps où le sang artériel agit sur les tissus vivants, et c'est lui qui rend le sang qui le contient impropre à la nutrition.

Débarrassez, à chaque instant, le sang veineux qui vient d'être grossi des produits de la digestion, de ce gaz acide carbonique; mettez, en place de cet acide carbonique, de l'oxygène, et vous aurez, de nouveau, un sang rouge, vermeil, très-propre à entretenir la vie. Tel était le problème qui se présentait au Créateur, tel est le résultat de notre respiration, qui consiste uniquement dans un phénomène d'absorption et d'exhalation, par suite duquel le sang veineux, venant en contact avec l'air atmosphérique, se débarrasse de son acide carbonique et se charge d'oxygène.

Pour que cet échange puisse s'opérer et soit facile, le Créateur a donné au sang la propriété de dissoudre une certaine quantité des gaz avec lesquels il est en contact. Toutefois, si le sang est déjà chargé d'un gaz, il n'en absorbe un autre qu'autant qu'il abandonne une quantité de ce premier gaz équivalente à la quantité du nouveau gaz absorbé : ainsi, si vous agitez du sang veineux avec de l'hydrogène, une partie de ce gaz est dissoute, et une quantité correspondante d'acide carbonique du sang est dégagée.

Si vous placez du sang veineux chargé d'acide carbonique dans une vessie bien fermée, et si vous exposez cette vessie au contact de l'oxygène, vous observerez les mêmes phénomènes que si vous mettiez ces deux fluides en contact immédiat. L'oxygène se dissoudra, en partie, dans le sang, et une quantité de gaz acide carbonique, correspondante à la quantité d'oxygène absorbée, sera expulsée. Le sang, de rouge noirâtre qu'il était, deviendra rouge-vermeil, propre à nous faire vivre. Cette expérience, qui se fait dans tous les cours de physique et de chimie, nous prouve que l'interposition d'une mince membrane, entre les gaz et le sang, ne met point d'obstacle à l'absorption des gaz. Par conséquent, si le Créa-

teur nous a donné des organes, dans l'intérieur
desquels, le sang, chargé d'acide carbonique,
et l'air atmosphérique, ne sont séparés que par
une semblable barrière ; il a prévu, en nous
créant, tout ce qu'il y avait à prévoir, et il a
touché, du premier coup, le but qu'il fallait
atteindre. — C'est ce qu'il a fait.

Le thorax (*fig*. 10), connu vulgairement sous
le nom de poitrine, est une grande cavité, de
forme conoïde, dont le sommet est en haut et
la base en bas. Ses parois sont formées, en
majeure partie, par une cage osseuse résultant,
en arrière, de l'union des côtes avec une portion de la colonne vertébrale, et, en avant,
avec le sternum.

Le thorax, qui joue un rôle immense dans
la respiration, devait être extensible, mais
renfermant des organes très-importants, auxquels il doit protection : le cœur, l'aorte, etc.,
il fallait que son extensibilité fût jointe
à une assez grande solidité. — Nous trouvons réunie, dans le thorax, la double condition de solidité et de mobilité, grâce à un

mécanisme admirable, en vertu duquel le tho-

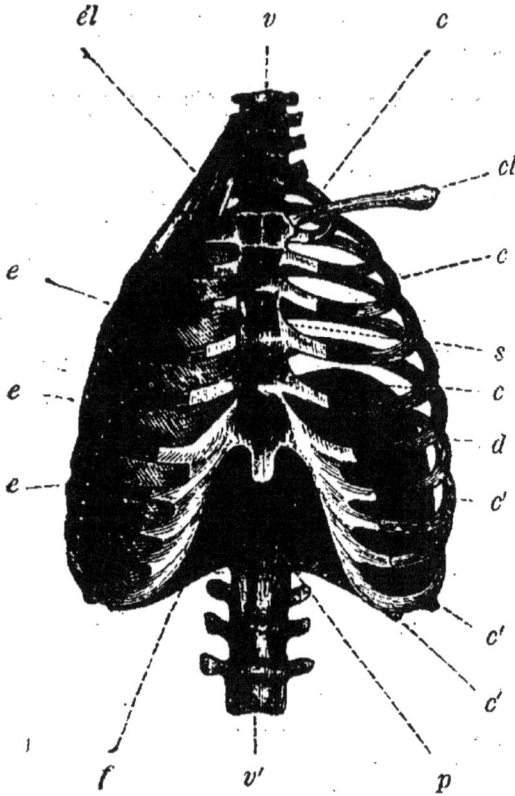

Fig. 10.

Thorax. — Du côté gauche, les muscles sont enlevés, à l'excep-
tion du diaphragme, qu'on aperçoit à travers les espaces intercostaux. Au côté droit, les muscles sont conservés ; v, région
cervicale de la colonne vertébrale ; v', région lombaire de cette
colonne ; s, le sternum ; ccc, les côtés ; $c' c'$, les fausses côtes ; cl,
la clavicule ; eee, les muscles intercostaux ; f, dernière fausse
côte, cachée par l'insertion du diaphragme ; d, muscle diaphragme
formant dans l'intérieur du thorax une voûte masquée du côté
droit par les muscles intercostaux, mais dont la direction est in-
diquée de ce côté par une ligne ponctuée ; p, piliers du diaphragme
s'insérant aux vertèbres lombaires ; $él$, muscles élévateurs des
côtes.

rax remplit, à la fois, les fonctions de boîte
protectrice et de soufflet respirateur.

Comme boîte protectrice, remarquez la
place que le Créateur a assignée aux organes
importants : le cœur est placé derrière le
sternum ; les gros vaisseaux, l'œsophage, la
trachée, sont situés au-devant de la colonne
vertébrale, parties immobiles qui préviennent
leur déplacement tout en les garantissant contre les effets des violences extérieures. Enfin,
latéralement, cette simple cloison osseuse, formée par nos côtes, qui semble devoir se rom-
pre sous l'impression du moindre choc, est
très-solide, et cela, grâce seulement à sa construction habile. — Physicien par excellence,
notre créateur a fait, des parois latérales du
thorax, des voûtes, dont le centre est représenté par la convexité des côtes, et dont les
piliers sont le sternum, en avant, et les vertèbres, en arrière ; conception savante, qui,
dans les pressions et les percussions latérales,
rend fortes des parties qui paraissent si faibles
au premier coup d'œil.

Comme soufflet respirateur, le thorax ne laisse rien à désirer, il possède la mobilité des côtes, dont les articulations, avec les vertèbres et avec le sternum, sont disposées de façon à permettre des mouvements qui, en s'exécutant, donnent une dilatation et un resserrement alternatifs de la cavité thoracique.

L'intérieur du thorax renferme nos deux poumons, espèces de poches, ayant la forme d'un cône régulier dont la base repose sur le diaphragme. Les poumons, comme vous le montre la figure 7, sont séparés l'un de l'autre par le médiastin et le cœur; ils sont mous, flexibles, compressibles, dilatables, subdivisés en cellules excessivement nombreuses, — une éponge peut vous donner une légère idée de la structure de ces organes, — dont les parois, extrêmement minces, sont traversées par les vaisseaux contenant le sang qui doit être soumis à l'influence vivifiante de l'air atmosphérique.

Toutes ces cellules, appelées cellules ou vésicules pulmonaires, ne communiquent point

entre elles, des couches minces de tissu cellulaire, très-délié et assez lâche, divisent l'intérieur de chaque poumon en un nombre considérable de groupes de cellules, dont chacun a
reçu le nom de lobule pulmonaire..

Ces lobules, unis ensemble par le tissu interlobulaire, sont complétement indépendants
les uns des autres; et, de chacun d'eux, part
un tuyau cylindrique qui communique avec
toutes les cellules de ce lobule. Ce tuyau, appelé tuyau bronchique, en se réunissant avec
les tuyaux bronchiques des lobules voisins, forme un tuyau plus considérable, qui,
se réunissant à son tour, à un autre conduit
semblable à lui, forme un nouveau canal plus
volumineux, et, ainsi de suite, jusqu'à ce que
tous ces tubes soient arrivés à ne former que
deux branches volumineuses, les *bronches* qui,
en se réunissant, donnent naissance à un gros
canal appelé *trachée-artère*.

La trachée-artère naît au niveau de la troisième vertèbre dorsale, remonte le long de la
face antérieure de la colonne vertébrale, et se

termine au niveau de la cinquième vertèbre
cervicale, en s'ouvrant dans le *larynx*.

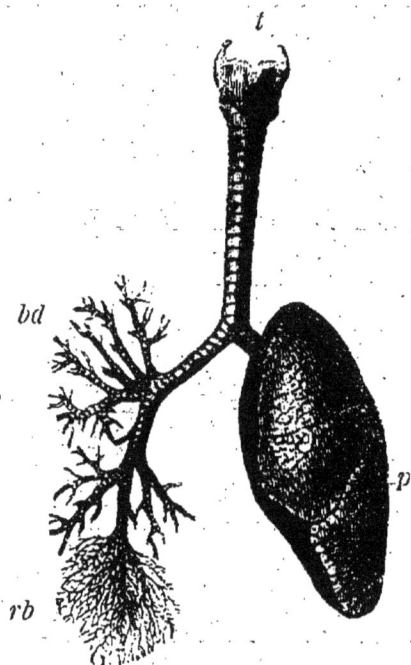

Fig. 11.

Mode de division des bronches. L'un des poumons est resté
intact ; il ne reste de l'autre côté que les ramifications bronchiques mises à nu ; *p*, le poumon ; *t*, la trachée, présentant à son
extrémité supérieure le larynx, et se divisant inférieurement en
deux bronches, une pour chaque poumon ; *bd*, division des bronches ; *rb*, ramuscules bronchiques.

La trachée–artère s'ouvre dans le larynx !
mais vous connaissez déjà, de nom, le larynx,
et par conséquent l'ouverture de la trachée ;

car, à l'article digestion, en parlant des parois pharyngiennes, je vous ai dit : en bas et en avant s'ouvre le larynx, conduit par lequel l'air se rend dans les poumons ; et je vous ai fait connaître les précautions que le Créateur a prises pour empêcher le bol alimentaire de pénétrer dans ce conduit. Je puis donc me dispenser de revenir sur ce sujet. . . . .

Les poumons, étant destinés à être le siége de la révivification du sang par l'air atmosphérique, notre créateur, en nous les donnant, avait besoin d'assurer l'introduction de ce fluide partout où sa présence était nécessaire ; c'est-à-dire, dans toutes les vésicules pulmonaires. Eh bien, pour atteindre ce but, il a pris des précautions qui, à elles seules, démontrent une immense sagesse. — Pour s'introduire dans nos vésicules pulmonaires, l'air trouve, continuellement, deux portes ouvertes. Ces portes sont les ouvertures antérieures des fosses nasales, — nos narines — sur la structure desquelles je m'étendrai plus tard. Pour le moment, vous les connaissez assez, car,

vous avez vu, à l'article *Digestion*, que, dans le
pharynx, en haut et en avant, se trouve l'ouverture postérieure des fosses nasales, donnant
passage à l'air que nous introduisons dans nos
poumons.

L'air entre donc librement dans le pharynx,
et du pharynx dans le larynx.

Généralement, lorsqu'un conduit membraneux est vide, il est contracté sur lui-même.
S'il en eût été ainsi de la trachée-artère, elle se
serait rétrécie pendant chaque inspiration,
acte qui détermine un vide dans le thorax, et
ce rétrécissement nous serait très-nuisible,
sinon mortel, car il mettrait obstacle à l'accès
de l'air. C'était un danger à prévoir : — il n'a
pas échappé à notre créateur, qui nous en a
préservés en construisant le larynx avec tant
d'art, que l'ouverture de cet organe est continuellement béante. Cette disposition permet à
l'air atmosphérique de s'introduire, facilement,
du pharynx dans le larynx, et du larynx dans la
trachée-artère qui lui fait suite, et qui se trouve,
également, dans un état de tension perma-

nente. L'état de tension du larynx et de la trachée est occasionné par la structure des parois
de la trachée, formées par une série de cerceaux cartilagineux, superposés et séparés par
autant de cerceaux fibreux.

Le premier cerceau, ou premier anneau de
la trachée, est uni à la circonférence de l'orifice inférieur du larynx, et son dernier anneau
sert de transition entre la trachée et les bronches. Ce dernier anneau présente une disposition particulière ; sa partie moyenne s'infléchit
en bas, se recourbe, en arrière, en formant
un angle aigu, très-prolongé, qui constitue,
dans l'intérieur de la trachée, une espèce d'é-
peron saillant qui sépare les deux bronches.

Les deux tuyaux qui font suite à la trachée,
les bronches, ont la même structure que la
trachée-artère; ils sont, par conséquent,
comme elle, dans un état de tension perma-
nente. Vous trouverez cette tension et les anneaux cartilagineux qui l'occasionnent, jusqu'au niveau de la dernière bifurcation des
divisions bronchiques, c'est-à-dire, partout où

leur présence est nécessaire, mais seulement
là : car, vous les chercheriez, en vain, dans
les dernières divisions des bronches, où leur
présence serait nuisible.

Grâce à la disposition de ces organes, l'air
atmosphérique s'introduit librement, en vertu
de son propre poids, dans les narines, le
pharynx, le larynx, la trachée-artère, et jusque
dans les cellules pulmonaires les plus reculées,
pour aller y chercher et y revivifier le sang qui
attend sa présence salutaire.

A travers les faibles membranes qui séparent le sang de l'air atmosphérique, l'échange
nécessaire s'opère, le sang veineux, sang noir,
lancé par l'oreillette droite du cœur, vient,
dans les radicules les plus ténues des veines
pulmonaires, se débarrasser d'un peu de vapeur d'eau, et de l'acide carbonique qui le ren-
daient impropre à entretenir la vie. Il absorbe,
en place, une quantité d'oxygène suffisante
pour le rendre rouge vermeil, et, cela fait, il
continue son trajet et arrive dans les cavités
gauches du cœur qui le forcent, de nouveau,

à se rendre sur tous les points du corps, d'où il revient, bientôt, épuisé et désirant un nouveau contact avec l'air atmosphérique.

Si cet air était le même que celui qui a opéré la révivification précédente, le sang viendrait en vain rechercher son influence ; car l'oxygène qu'il contenait a été absorbé et remplacé, comme vous le savez, par du gaz acide carbonique, semblable à celui dont le sang veut actuellement se débarrasser. Il était donc essentiel que cet air fût renouvelé : — il l'est.

Avant de vous montrer comment cet acte s'opère, j'ai besoin d'aller au-devant d'une question qui pourrait m'être posée. On pourrait demander si deux ou trois grosses bronches n'auraient pas mieux valu, pour mettre le sang en contact avec l'air atmosphérique, que cette multitude de cellules pulmonaires. Non, rien ne pourrait remplacer avantageusement ce que nous possédons, et vous allez facilement le saisir.

Les divisions bronchiques sont des divisions

dichotomiques; c'est-à-dire, que chaque bron-
che, qui se divise, se partage en deux bronches
égales ; condition la plus favorable à la circulation. De plus, sachant que la multiplicité
des divisions artérielles ralentit le cours du
sang, vous avez déjà deviné que le grand nombre des divisions bronchiques fait arriver —
d'après la même loi physique, — l'air atmosphérique dans les vésicules pulmonaires, avec
beaucoup plus de lenteur, qu'il n'en mettrait,
s'il parcourait des gros tuyaux. Ces divisions
prolongent donc le contact de l'air avec les parois
des vaisseaux sanguins, tandis qu'au contraire
elles accélèrent la sortie de ce fluide dès qu'il
est vicié ; condition doublement avantageuse
qui, comme vous le voyez, tient uniquement à
la disposition que la science du Créateur a
donnée à nos poumons.

Enfin, les deux branches de chaque bifurcation se séparent toujours à angle aigu, et,
une espèce de saillie, véritable éperon, semblable à celui que je vous ai montré à l'origine
des deux bronches, est placé intérieurement,

à l'angle de chaque division, pour couper la colonne d'air qui, grâce à cette précaution, n'éprouve point de temps d'arrêt, et s'introduit facilement, où il faut qu'elle aille.

Pour expulser des bronches l'air atmosphérique, une fois dépouillé de son oxygène et chargé d'acide carbonique, le Créateur a rendu mobiles les parois du thorax :

— 1° En articulant, d'une manière aussi solide qu'ingénieuse, les côtes avec la colonne vertébrale et le sternum.

— 2° En attachant, habilement, à ses parois, des muscles qui facilitent la dilatation et le resserrement de la cavité thoracique.

Les uns de ces muscles remplissent les espaces que les côtes laissent entre elles ; et, en se contractant, ils rapprochent et tendent à élever les côtes.

Les autres, se portent de la première côte à la portion cervicale de la colonne vertébrale : leur contraction élève également les côtes.

Enfin, la paroi inférieure du thorax est formée par un muscle puissant, — le diaphragme,

— véritable cloison charnue, placée de telle manière que sa contraction augmente la capacité
de la cavité thoracique, tandis que son relâ-
chement la diminue.

La mobilité du thorax bien constatée, il est
facile de comprendre qu'au moment où l'air
atmosphérique s'introduisit, pour la première
fois, en vertu de la pression atmosphérique,
dans les cellules pulmonaires du premier
homme, il les dilata. Le poumon, dilaté, augmenta considérablement de volume. Les parois du thorax, qui sont mobiles, refoulées par
les poumons, dilatés, et sollicitées aussi par
l'action des muscles dont je viens de parler,
s'élevèrent. Le muscle diaphragme, d'après la
disposition que le Créateur lui a donnée, s'a-
baissa, en se contractant, et contribua, par cet
abaissement joint à l'élévation des côtes, à
augmenter, autant que cela était nécessaire, la
capacité de la cavité thoracique. Cet écartement
des parois thoraciques, en même temps qu'il
augmenta la capacité de la cavité thoracique, ten-
dit à faire le vide dans le thorax, et accéléra par

conséquent de beaucoup l'introduction de l'air atmosphérique dans les cellules pulmonaires.

Une fois pleins d'air, les poumons, en raison de l'élasticité de leur tissu, se resserrèrent. La contraction des muscles cessa, le diaphragme se relâcha, et, cette cloison musculaire re-montant, en forme de voûte, dans la cavité thoracique, au moment où les muscles qui venaient d'occasionner l'élévation des côtes les laissaient retomber, diminua la capacité de la cavité thoracique. Ce phénomène força l'air qui se trouvait dans l'intérieur de cette cavité, et qui venait de céder son oxygène, à sortir au dehors avec d'autant plus de vitesse qu'il avait à traverser des canaux disposés de manière à accélérer sa sortie.

A peine cet air fut-il expulsé que, de nou-veau, les muscles se contractèrent, la poitrine se dilata, et une nouvelle quantité d'air atmo-sphérique s'introduisit, dans les organes respi-ratoires, pour aller révivifier la nouvelle quan-tité de sang veineux qui venait d'y arriver; et ainsi de suite.

Ce qui s'est passé chez le premier homme, ce que je viens de décrire, est ce qui a lieu quand nous respirons pour la première fois, au moment de notre naissance, et ce qui se continue, chez nous, depuis cette époque jusqu'à notre mort.

Le nombre des mouvements respiratoires varie suivant les individus et suivant les âges; mais, en général, chez un homme adulte, ils ont lieu vingt fois par minute, et, dans l'état ordinaire, il entre, dans les poumons de l'homme, 13,100 centimètres cubes d'air par minute, ce qui fait, pour une heure, 786 litres, et par jour 19,000 litres!

La composition chimique de l'air atmosphérique est, elle-même, une preuve que la respiration ne nous a pas été donnée par le hasard. J'ai dit que l'air atmosphérique contenait, en volume, pour cent, 20, 80 d'oxygène, et 1.9, 20 d'azote : — ces poids ont été fixés par le Créateur. Si l'oxygène était en plus forte proportion, notre santé s'en ressentirait très-fortement, nous aurions continuellement une espèce de fièvre, un malaise général, et notre vie serait très-courte. La présence de l'azote est donc une preuve de la prévoyance de celui qui nous a faits et un bienfait de sa part ; car, la forte proportion de ce gaz dans l'air que nous respirons a pour mission d'affaiblir l'action de l'oxygène. — D'un poison, elle fait un agent utile et réparateur.

J'ai écrit que, lorsque nous chassions l'acide carbonique, nous nous débarrassions d'un peu de vapeur d'eau : c'est cette vapeur d'eau qui, se condensant dans les temps froids, sort par nos narines et notre bouche sous l'aspect d'une légère fumée.

La respiration, qui est indispensable à l'entretien de la vie de l'homme, est aussi nécessaire à l'entretien de la vie de tous les animaux.

Or, le nombre des hommes et celui des animaux allant toujours croissant sur la terre, tandis que la quantité d'air atmosphérique qui environne notre globe est, et sera toujours la même, il est clair qu'il doit arriver un moment

où l'air atmosphérique, continuellement dépouillé de son oxygène, et continuellement
chargé d'acide carbonique, sera impropre à
l'entretien de la vie et asphyxiera tous les
hommes. — Ne craignez rien, ce malheur n'ar-
rivera jamais. Seulement, rendez grâces à notre
Créateur, car sa science seule a prévu, en nous
faisant, ce qui devait arriver, et elle a mis, à
côté de l'homme, des êtres destinés à lui fournir l'oxygène.

Ces agents, qui nous sont si utiles, sont les
plantes, dont la structure et les fonctions
chantent, aussi haut que celles de l'homme, la
gloire du Créateur (1).

Les plantes respirent comme nous ; comme
nous, elles ont des organes circulatoires et respiratoires. Seulement, le liquide nourricier
qui chez elles circule et recherche le contact
de l'air atmosphérique, n'est pas du sang : —
c'est la séve.

(1) Benedicite universa germinantia in terra Domino
(Cantique des trois enfants, Prophéties de Daniel, ch. III,
vers. 76).

Les organes respiratoires des plantes, leurs poumons, sont leurs feuilles. Pendant le jour, et particulièrement quand la plante est exposée à l'action directe des rayons lumineux, les feuilles décomposent l'acide carbonique contenu dans l'air, elles retiennent le carbone et rejettent, à l'extérieur, la plus grande partie de l'oxygène qui était combiné avec le carbone pour former l'acide carbonique.

C'est donc la respiration du règne végétal, qui purifie l'air et le rend apte à entretenir la vie de l'homme ; et c'est la respiration de l'homme, et celle des animaux, qui fournit sans cesse aux végétaux cet acide carbonique qui, bien loin de leur être nuisible, est indispensable à leur vie et à leur accroissement.

Je ne terminerai pas ce chapitre sans faire connaître que les poumons sont enveloppés dans une membrane séreuse, la *plèvre*, dont la destination unique est de faciliter et de rendre innocent le glissement de ces organes sur les parois thoraciques et sur le diaphragme.

LA NUTRITION ET LES SÉCRÉTIONS

On appelle *nutrition* la fonction par laquelle les corps organisés entretiennent, réparent et augmentent leurs parties.

On nomme *sécrétion* l'action par laquelle un organe sépare, du liquide nourricier que lui apporte la circulation, certaines humeurs destinées à un usage spécial, ou à être expulsées du corps.

Avant de me permettre d'aller plus loin l'on est en droit de me faire deux questions.

Comment le sang, qui est liquide et contenu dans des vaisseaux clos, peut-il en sortir ?

Comment peut-il pourvoir à l'entretien de notre corps dont toutes les parties sont si dissemblables ?

Je vais, dans ce chapitre, essayer de vous faire comprendre ce qu'il est nécessaire que vous sachiez sur ce sujet.

Dieu, dit la Genèse, a formé l'homme avec le limon de la terre : *formavit igitur Dominus Deus hominem de limo terræ* (1). En lisant ce passage de nos livres sacrés, les athées se mettent à sourire de dédain, bien convaincus qu'il n'existe pas la moindre analogie entre leur corps, si bien soigné, si sensuel, et la boue qui salit leur élégante chaussure. Qu'ils sourient tant que cela leur plaira, mais il n'en sera pas moins vrai que cette boue, que nous méprisons tant, est formée avec les mêmes éléments chimiques que ce corps qui, pour beaucoup, est une idole. — De l'oxygène, de l'hydrogène, du carbone, de l'azote, du phosphore, du soufre, du chlore, du fluor, du silicium, du sodium, du calcium, du magnésium, de l'aluminium, du fer, du manganèse, du cuivre, du plomb, etc., etc.; tels sont les éléments dont

(1) Genèse, chap. ii, vers. 7.

les combinaisons diverses constituent le limon et les entrailles de la terre ; tels sont aussi ceux que notre Créateur a fait entrer dans la composition du corps humain.

L'homme, cela est incontestable, est sorti du limon. Notre corps est réellement de la boue qui a simplement changé d'aspect sous le doigt adorable et tout-puissant de celui qui nous a faits.

Notre Créateur, en modelant le premier homme avec le limon de la terre, n'a modifié que les combinaisons qui ne pouvaient servir dans son chef-d'œuvre, tandis qu'il y a maintenu toutes celles qui devaient y être utiles. Mais, si quelques-uns des éléments qui, sous telle forme, constituaient la terre, présentent dans notre corps des combinaisons différentes de celles qu'ils offraient quand ils produisaient la boue ; ces éléments, bien que combinés différemment, sont, sachez-le bien, les mêmes que lorsqu'ils étaient dans le sol : de l'oxygène, de l'hydrogène, du carbone, de l'azote, du soufre, du phosphore, etc., etc.

Dans le sol, l'oxygène combiné avec l'hydrogène donne de l'eau.

L'oxygène combiné avec le carbone donne de l'acide carbonique qui, combiné avec de l'oxyde de calcium : — la chaux, — donne le carbonate de chaux.

L'oxygène, combiné avec le phosphore, donne de l'acide phosphorique qui, combiné, aussi lui, avec de l'oxyde de calcium : — la chaux, — donne du phosphate de chaux.

Le chlore, combiné avec le sodium, donne du chlorure de sodium. — Tous ces corps se trouvent intacts dans celui de l'homme.

Il fallait, au corps de l'homme, une charpente solide ; que pouvons-nous désirer de mieux que le squelette ! Celui qui nous l'a donné a formé nos os avec du carbonate et du phosphate de chaux auxquels il a joint de la matière animale, combinaison d'oxygène, d'hydrogène, de carbone et d'azote. Aussi, les os ont-ils une dureté pierreuse tout en étant organisés et vivants.

Les muscles sont composés avec de la fibrine,

qui n'est qu'une combinaison d'oxygène, d'hydrogène, de carbone, d'azote, de soufre et de
phosphore.

La substance cérébrale, la moelle épinière,
et les nerfs, sont formés avec de l'albumine,
combinaison d'oxygène, d'hydrogène, d'azote,
de carbone, de soufre et de phosphore, mais
en proportion différente que dans la fibrine.

La caséine, combinaison d'oxygène, d'hydrogène, de carbone, d'azote et de soufre, se
trouve dans le lait et dans quelques humeurs.

La gélatine, combinaison d'oxygène, d'hydrogène, de carbone et d'azote, forme le tissu
cellulaire, la tunique celluleuse des vaisseaux,
la partie fondamentale des muqueuses et de la
peau, les membranes séreuses et synoviales, les
bourses des tendons, les membranes et faisceaux fibreux connus sous le nom de dure-
mère, de périoste, périchondre, aponévroses,
tendons, ménisques ou cartilages interarticu-
laires, etc.

Le fer se rencontre dans plusieurs parties
de l'économie. Il en est de même du chlorure

de sodium, du fluor, qui, combiné avec le calcium, donne le fluorure de calcium, qui forme l'émail des dents. Ah! laissez-moi m'arrêter à ce nom de fluorure de calcium, pour vous faire admirer, en passant, encore une preuve de la prévoyance de notre Créateur.

Le fluorure de calcium est placé sur nos dents uniquement pour les protéger : d'abord contre l'action de l'acide carbonique qui, dégagé des poumons par la respiration et dissous dans la salive, attaquerait bientôt, sans l'émail, la substance osseuse de nos dents ; puis, contre l'action des acides que contiennent les aliments que nous triturons, et les liquides que nous introduisons dans notre bouche.

Le manganèse existe dans les poils et dans les os.

L'alumine existe dans les os.

Enfin, on trouve encore, dans les organes de l'homme, du cuivre, du plomb, etc.

Je m'arrête, car je sortirais de mon sujet si je poussais plus loin ces détails. J'avais à vous faire connaître, ou plutôt à vous énumérer, les matières qui composent notre corps, et je l'ai fait, en vous montrant, ce que j'avais avancé, que ces matières sont les mêmes que celles qui constituent le sol ; en vous prouvant que nous sommes, comme le dit la Genèse, faits avec le limon de la terre : *formavit igitur Dominus Deus hominem de limo terræ !*

Si de l'analyse du corps nous passons à celle du sang, nous verrons que le Créateur a composé ce liquide, de telle sorte, qu'il contient, en dissolution, tous les matériaux que nous venons de passer en revue. Nous trouvons dans le sang : de l'eau, de la fibrine, de l'albumine, de la caséine, du fer, du cuivre, du plomb, du manganèse, de l'oxygène libre, de l'azote libre, de l'acide carbonique libre, une foule d'autres acides ; de l'urée, des sels, au nombre desquels je vous citerai le chlorure de sodium, le sous-carbonate de soude, le sous-carbonate de chaux, le phosphate de soude, le phosphate de chaux, etc. ; en un mot, tous les éléments chimiques qui entrent dans la composition du corps humain.

9.

Le premier homme étant créé, il fallait lui donner la possibilité de maintenir la composition chimique de son sang. — Nous possédons cet avantage.

Le Créateur nous offre, chaque jour, dans les aliments, tout ce qui nous est nécessaire. Par la digestion, nous introduisons dans le sang tous les principes dont nous avons besoin, et, voulez-vous savoir où les aliments prennent ces matériaux indispensables à notre existence? Dans l'endroit où le Créateur a pris notre corps : — dans la terre !

Toutes les substances inorganiques qui entrent dans la composition du sang, et par suite dans celle de nos humeurs, de nos tissus, de nos os, nous sont données par les plantes que nous mangeons, plantes qui, elles-mêmes, les ont puisées dans le sol, à l'aide de leurs racines.

Nous trouvons dans les végétaux, dans les céréales, de l'albumine, de la caséine, de la fibrine : — le gluten n'est que de la fibrine.

La chair des animaux que nous absorbons

introduit, aussi elle, dans notre organisme de la fibrine, de l'albumine, de la caséine, de la gélatine.

Par la respiration, nous introduisons dans notre sang de l'oxygène.

L'eau que nous buvons, et qui est absorbée par les veines stomacales, n'est qu'un composé d'oxygène et d'hydrogène.

Ces corps, d'origine animale, végétale ou minérale, sont donc tous, grâce à la sci encedu Créateur, capables d'entretenir parfaitement la composition chimique de notre sang.

L'introduction des matières nécessaires à la nutrition s'effectue de deux manières.

1° Au moyen d'un phénomène purement mécanique (par absorption simple), c'est-à-dire, sans que ces matières aient subi de modification préalable ; exemple, l'absorption de l'oxygène à travers la surface pulmonaire ; les liquides absorbés par les veines stomacales, etc.

2° Grâce à un travail chimique qui rend les aliments aptes à être introduits dans l'intérieur de l'économie; exemple, la digestion qui pro-

duit le chyle absorbé par les villosités intestinales.

Le Créateur s'est servi, pareillement, d'un
moyen mécanique et d'un moyen chimique
pour débarrasser notre économie des substances qui, s'usant dans notre intérieur, nous deviennent inutiles, et pour nous donner les humeurs nécessaires à la production de certains
actes physiologiques.

Les parois des vaisseaux sanguins sont per-
méables aux liquides, — les liquides sont absorbés par les veines stomacales, — mais, il résulte de cette propriété physique que l'eau et les
matières les plus fluides, contenues dans ces
canaux, ne peuvent pas y être emprisonnées
d'une manière complète; elles peuvent s'en
échapper avec autant de facilité qu'elles en ont
eue pour y entrer; nous les voyons se répandre
à l'entour. — Cette filtration, de l'intérieur des
vaisseaux sanguins vers le dehors, constitue ce
qu'on appelle l'exhalation qui, comme vous le
voyez, est le contraire de l'absorption.

L'exhalation a ieu, 1° à la surface du corps :

c'est l'évaporation ou transpiration insensible, ainsi nommée parce que l'eau qui s'échappe de cette manière, se dissipe par évaporation sans que nos sens s'en aperçoivent.

2° L'exhalation se fait à la surface des parois des cavités creuses de l'intérieur du corps : c'est l'exhalation interne, source des humeurs qui humectent continuellement les membranes séreuses qui enveloppent tous les grands viscères et qui rendent leurs mouvements faciles. Exemples : la plèvre qui enveloppe les poumons exprès pour rendre inoffensif le frottement de ces organes sur les côtes; le péricarde qui enveloppe le cœur, exprès pour faciliter les mouvements de ce viscère; le péritoine qui enveloppe les intestins, etc.

L'exhalation produit aussi la sérosité qui baigne les lamelles du tissu cellulaire si abondamment répandu dans toutes les parties du corps susceptibles de contraction ou de mouvement.

Mais, cette exhalation qui se fait à la surface de cavités closes doit accumuler, dans l'in-

térieur de ces cavités, une quantité de liquide
toujours croissante et à la fin nuisible : — Aucune accumulation n'a lieu. La grande sagesse
de celui de qui nous sommes fils prévoyait ce
cas : — Elle y a remédié en rendant ces parties
le siége d'une absorption convenable.

Ces deux fonctions, exhalation et absorption, s'exercent simultanément, et le Créateur
les a établies de telle sorte qu'elles se contre-
balancent de manière à ce que la séreuse n'ait
que juste ce qu'il lui faut de liquide. N'allez
pas croire que j'avance un fait hasardé. Ce que
j'affirme est tellement vrai, que si une lésion
accidentelle vient troubler l'ordre établi, empêcher l'absorption d'être en rapport avec
l'exhalation, le liquide s'accumule dans les
cavités où l'absorption ne se fait plus convenablement, et il en résulte des hydropisies, ma-
ladies dont le nom est connu de tout le
monde.

En dotant l'homme de l'absorption et de
l'exhalation, le Créateur donnait une bien
grande preuve de sa réflexion et de son savoir,

mais, cependant, il n'avait résolu qu'un problème bien petit auprès de celui qui s'offrait à lui quand il voulut créer nos humeurs, la bile, le suc gastrique, la salive, etc. Admirez la science qui a présidé à notre formation ! Celui qui nous a construits a su faire des organes qui ont la propriété, 1° de choisir dans le sang certains principes de préférence à d'autres, 2° de séparer du sang ces principes et de les modifier, de manière à donner naissance aux humeurs particulières qui nous occupent.

Ces humeurs, remarquez-le bien, n'existent pas toutes formées dans le sang ; elles sont produites, avec choix, par les organes chargés de nous les donner. — Ces organes sont les glandes, et l'on appelle la *sécrétion*, le résultat du travail glandulaire.

Les glandes sont, en général, des cavités d'une petitesse extrême, ayant la forme de très-petites bourses, ou de très-petits canaux, qui reçoivent, dans leurs parois, une quantité considérable de vaisseaux sanguins et de nerfs.

Je ne vous ferai point connaître combien on

distingue de sortes de glandes, cela serait sortir de mon sujet; sachez seulement que, quelquefois, ces organes ne sont que de très-petites cavités, rangées les unes à côté des autres, indépendantes les unes des autres, et s'ouvrant, isolément, à la surface des membranes, au moyen d'un orifice. Exemple, les glandes que vous avez vues, dans le tube digestif, sécréter le suc gastrique.

D'autres fois, ces petits organes, au lieu de s'ouvrir isolément, communiquent entre eux au moyen de leur orifice qui est très-allongé. Ces orifices s'unissent à d'autres orifices semblablement réunis ; ce qui donne de très-petits conduits, s'anastomosant pour se terminer en formant un seul canal qui s'ouvre dans la cavité où le liquide sécrété est nécessaire. Exemple, les glandes parotides, et leur canal, dont on voit l'ouverture au niveau des dents molaires.

La petite bourse, ou petit canal qui constitue une glande, reçoit, sur sa surface externe, un grand nombre de vaisseaux sanguins et de

nerfs. Sa surface interne, qui est libre, et qui
constitue la paroi interne de la cavité glandulaire, laisse suinter le liquide sécrété. Cette
paroi glandulaire est donc un véritable filtre,
puisque, interposée entre le sang et une cavité,
elle ne laisse passer du sang, dans celle-ci,
que certaines matières déterminées. Seulement elle diffère du filtre, en ce qu'elle possède la propriété de modifier la nature chimique des substances qu'elle sépare du
sang.

Chaque glande sécrète un liquide particulier,
et, ce qui témoigne en faveur de la sagesse qui
a présidé à la formation et à la distribution de
ces organes, c'est que chaque glande ne se
trouve que dans le lieu où le produit de son
travail sécréteur est nécessaire. Vous n'avez vu
et vous ne rencontrerez la salive, le suc gastrique, la bile et le suc pancréatique, que dans
l'endroit où ces liquides avaient un rôle à
jouer; il en est de même pour tous les autres
produits de la sécrétion.

Le sang, qui par l'exhalation et les sécrétions,

fournit tous les liquides et les humeurs nécessaires à la vie, pourvoit aussi à l'entretien de
tous les tissus, de tous les organes de notre
corps ; et personne ne pourra s'empêcher
d'admirer la manière dont s'opèrent ces actes
intimes que l'on appelle l'*assimilation* et la
désassimilation.

Pendant que le sang traverse les petits canaux sanguins qui se multiplient, à l'infini,
dans l'intérieur de nos organes, le sérum, —
partie la plus fluide du sang, — qui est chargé de
tous les matériaux que le sang renferme, passe,
par imbibition, des vaisseaux capillaires qui
le contiennent, dans la profondeur des parties
solides situées à l'entour, et là, sous l'influence du système nerveux, il dépose, dans
chaque tissu, les principes nécessaires à cette
partie.

L'action nerveuse a été si sagement établie
par le Créateur, que le sérum ne dépose la
fibrine, l'albumine et les sels que dans les
endroits où il faut de la fibrine, de l'albumine et des sels. Aussi est-on forcé,

quand on étudie la nutrition, de reconnaître
qu'elle sort des mains de celui qui a posé des
limites à la mer, en disant à ses flots irrités :
Vous vous briserez là ; des mains du mathéma-
ticien habile qui, en lançant les astres dans
l'espace, leur a assigné des places, et tracé des
routes à parcourir, qu'ils n'ont jamais aban-
données.

L'action du système nerveux ne se borne
pas à forcer le sérum à donner plus particulièrement tels principes à telle partie, elle con-
traint encore l'organe qui reçoit les matériaux
nouveaux à leur communiquer la force vitale
dont le Créateur l'a doué. Chaque organe,
grâce à l'ordre établi par le Créateur, fait, de
cette substance étrangère qui lui arrive, une
partie nouvelle de son être, il se l'*assimile*, et
ces principes, qui étaient, quelques secondes
auparavant, étrangers au corps de l'homme,
deviennent une partie intégrante de son organisme. Ce carbonate de chaux, par exemple,
qui existait dans le sang à l'état de dissolution,
se solidifie une fois déposé dans le tissu os-

seux et devient partie intégrante de l'os.

Le sang, qui est chargé de porter, sur tous les points de notre économie, les principes nécessaires à notre entretien, est aussi l'agent destiné à débarrasser nos organes des matériaux usés et par conséquent devenus inutiles.

Pour vous faire comprendre comment s'opère l'expulsion des matériaux usés, la *désassimilation*, j'ai besoin d'entrer dans quelques détails qui, d'un seul coup, feront saisir ce que je veux démontrer, et mettront en évidence la cause de la chaleur animale qui est, chez l'homme, de 37° centigrades environ.

L'acide carbonique est un gaz composé de deux équivalents d'oxygène pour un équivalent de carbone, et ce gaz tend à se former partout où de l'oxygène se trouve en contact avec du carbone.

Ceci constaté, vous comprenez sans peine que l'oxygène introduit dans notre sang pendant la respiration, étant porté dans le système capillaire et dans la trame des tissus, s'unit avec une partie des éléments des tissus organiques et, en particulier, avec le carbone qu'il trouve de libre.

Ce carbone, qui est devenu inutile parce qu'il a joué son rôle, et qu'il vient d'être remplacé par d'autre carbone, s'unissant avec l'oxygène, forme de l'acide carbonique qui est entraîné par le sang veineux, puis exhalé à travers les pores de la peau, et surtout à travers la muqueuse pulmonaire, lorsque le sang vient en contact avec l'air atmosphérique.

Vous voilà donc débarrassé d'une partie du carbone qu'il fallait expulser, je dis d'une partie, car l'oxygène, en formant cet acide carbonique qui donne au sang ses propriétés délétères, n'a pas enlevé tout le carbone devenu inutile ; il en reste encore une certaine quantité, ainsi que de l'hydrogène, de l'oxygène, de l'azote, etc. Sous l'influence du sang artériel ces divers éléments se combinent entre eux, et forment des composés chimiques parmi lesquels je vous citerai l'*urée*, l'acide urique, etc., composés qui, dissous dans l'eau surabondante dans l'organisme et joints aux matières

salines qui ont également cessé de faire partie
des tissus vivants, sortent de l'économie en
formant un liquide excrémentitiel sécrété par
les reins : — l'urine.

Pour peu que vous ayez étudié, vous avez
dû, en lisant ces dernières lignes, être frappés
de l'analogie qui existe entre la combustion
du bois qui brûle dans un foyer et l'action de
l'oxygène sur nos tissus, et vous avez dû vous
demander si les combinaisons précitées pouvaient se faire sans être accompagnées de
quelques-uns des phénomènes de la combustion.

Si ces réflexions, fort justes, ont occupé votre
esprit, vous avez dû deviner que l'action de
l'oxygène, telle que je viens de vous la décrire,
et la combinaison de ce gaz avec les matériaux
qu'il doit expulser, étaient la principale cause
de la chaleur animale, phénomène qui nous
fournit une nouvelle preuve de la science
de notre Créateur.

La quantité de calorique dégagée pendant la
combinaison de l'oxygène avec les matériaux

qui cessent de faire partie de l'organisme étant,
la plupart du temps, loin d'être suffisante pour
entretenir convenablement la chaleur animale ;
il fallait, en nous créant, trouver le moyen de
nous fournir une quantité de chaleur suffisante pour nous permettre de résister à la
tendance qu'a notre corps à se mettre en
équilibre de température avec le milieu am-
biant, milieu souvent très-variable. La production de calorique étant en rapport avec la
quantité de carbone qui se combine avec
l'oxygène absorbé par les voies respiratoires, il
fallait donc mettre, à côté du carbone qui doit
être éliminé, un poids de carbone, supplémen-
taire, destiné uniquement à se combiner avec
l'oxygène. Eh bien ! notre Créateur a parfaitement résolu ce problème.

A l'article *Circulation*, j'ai dit que les veines
qui rapportent au cœur le sang qui vient de
l'estomac et des intestins, — sang chargé des
produits absorbés par ces veines, — trouvent,
sur leur chemin une glande, nommée le foie,
dont la fonction est de sécréter la bile et de

dépurer le sang. Puis, j'ai avancé que de cette
dépuration résultaient une partie des principes excrémentitiels de la bile et du sucre.

Vous avez vu que de ces produits chimiques,
les uns étaient expulsés par les voies biliaires,
et que les autres, le sucre surtout, étaient introduits dans l'organisme, en remontant avec
le sang dans l'oreillette droite du cœur. Mais,
ce sucre et ces autres produits sont des corps
hydrocarbonés qui ne sont élaborés par le
foie, puis transportés dans le cœur droit, et du
cœur droit dans les poumons, que par précaution, que pour être brûlés par l'oxygène qui y
arrive, et fournir, par conséquent, la quantité
de calorique nécessaire pour maintenir toujours au même degré notre chaleur animale !

Ce que je vous dis là, n'est point une hypo-
thèse, mais un fait, tellement vrai, que ces
produits sont éliminés par une autre voie et
cessent d'être dirigés vers les poumons, quand
la chaleur animale peut exister et être entre-
tenue à un degré suffisant sans avoir besoin de
leur concours.

LE SYSTÈME NERVEUX.

J'ai à traiter, dans ce chapitre, de la partie
la plus délicate, la plus importante, de notre
corps ; du système nerveux, appareil qui sert
d'intermédiaire entre la matière et l'esprit,
entre l'homme et tout ce qui l'environne.

Après ce que j'ai écrit sur l'ostéologie, la
myologie, la digestion, l'absorption, la circulation, la respiration, la nutrition et les sécrétions, je crois que je puis dire, sans craindre
que l'on m'adresse le reproche de trop me
hâter, qu'il est évident que le hasard n'est pour
rien, absolument pour rien, dans la création de
l'homme. Car, dans les organes que j'ai étalés,
impartialement, sous vos yeux, vous avez trouvé,
à chaque instant, des preuves de la prévoyance

et du savoir qui ont présidé à notre création.
Cependant, tout ce que je vous ai dit n'est rien
auprès de ce que vous allez apprendre, et je
puis affirmer, sans témérité, qu'il n'est plus
permis de soupçonner que le hasard soit entré
pour quelque chose dans notre formation,
quand on connaît le système nerveux et le rôle
qu'il joue dans notre organisme.

Le hasard, les combinaisons chimiques,
l'électricité, pourront, dans certains cataclys-
mes, dans certaines circonstances, produire
des phénomènes plus ou moins curieux ; mais
ils n'ont jamais rien fait, et ils ne feront jamais rien qui indique de la méditation, de la
prévoyance et du savoir.

Eh bien ! non-seulement le système nerveux
indique qu'il a fallu, pour le construire, de
profondes réflexions et une science immense,
mais encore il prouve un pouvoir et une intelligence sans bornes de la part de celui qui a
créé l'homme.

L'homme avait besoin, pour entretenir son
existence, si l'existence lui était donnée, d'aller

chercher les aliments qui allaient lui devenir nécessaires. Pour cette recherche, il fallait qu'il pût choisir des substances convenables; pour les choisir, il fallait qu'il pût les connaître, les voir, les sentir, les toucher; donc, le Créateur était obligé de donner à l'homme l'intelligence, le mouvement, la sensibilité, l'odorat et la vue.

L'homme, ne devant pas être seul sur la terre, avait des dangers à éviter, des relations à établir avec ses semblables; il lui fallait des organes qui le missent à même de savoir ce qui se passe autour de lui et de se faire entendre : — nous avons l'ouïe et la voix !

Tous les actes physiologiques que nous avons passés en revue, tous ceux que nous venons d'énumérer et que nous examinerons bientôt, s'exécutent au moyen d'un appareil appelé système nerveux.

Le système nerveux est formé par une substance molle, pulpeuse, d'une couleur blanchâtre ou gris cendré. Il se compose de deux

parties qui, quoique bien distinctes, sont cependant continues.

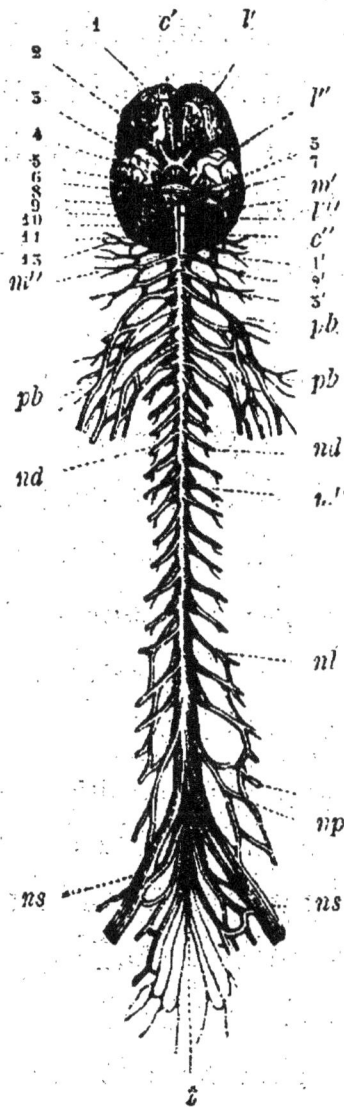

Fig. 12.

Système nerveux cérébro-spinal vu par sa face antérieure (les
nerfs sont coupés à peu de distance de leur origine); *c'*, cerveau;

l', lobe antérieur de l'hémisphère gauche du cerveau; *l''*, lobe moyen; *l'''*, lobe postérieur presque entièrement caché par le cervelet; *c'*, cervelet; *m'*, moelle allongée; *m''*, moelle épinière; 1, nerfs de la première paire (olfactifs); 2, nerfs de la seconde paire (optiques); 3, nerfs de la troisième paire, qui naissent derrière l'entrecroisement des nerfs optiques, au devant du pont de Varole et au-dessus des pédoncules du cerveau; 4, nerfs de la quatrième paire; 5, nerfs de la cinquième paire (trifaciaux); 6, nerfs de la sixième paire, couchés sur le pont de Varole; 7, nerfs de la septième paire (faciaux); 8, nerfs de la huitième paire (acoustiques); 9, nerfs de la neuvième paire (glosso-pharyngiens); 10, nerfs de la dixième paire (pneumo-gastriques); 11 et 12, nerfs des onzième et douzième paires; 13, nerfs de la treizième paire (sous-occipitaux). — 1', 2', 3', les trois premières paires des nerfs cervicaux; *pb*, plexus brachial formé par les nerfs cervicaux; *nd*, une des paires de nerfs de la région dorsale de la moelle épinière; *nl*, une des paires de nerfs de la région lombaire; *np*, nerfs lombaires et sacrés formant le plexus d'où naissent les nerfs des membres inférieurs; *ns*, grands nerfs sciatiques se rendant aux membres inférieurs; *t*, terminaison de la moelle, portion désignée sous le nom de queue de cheval.

La première partie a reçu le nom de centre nerveux céphalo-rachidien, et la deuxième est appelée portion périphérique ou nerfs proprement dits.

La meilleure idée que je puisse vous donner de la forme du système nerveux, c'est de le comparer, avec l'immense majorité des anatomistes, à un arbre dont la tige serait le système nerveux céphalo-rachidien; tandis que la portion périphérique constituerait les branches (*fig.* 12).

Le centre nerveux céphalo-rachidien est donc une tige molle, symétrique, qui occupe la cavité du crâne et le canal vertébral créés exprès pour la loger et la protéger.

Le centre nerveux céphalo-rachidien se renfle considérablement à sa partie supérieure, et ce renflement, qui peut être regardé comme la racine de l'arbre qui nous servait précédemment de comparaison, remplit toute la cavité du crâne et constitue ce qu'on appelle l'encéphale.

Ce renflement, — l'encéphale, — permet de partager le centre nerveux céphalo-rachidien en deux parties : la première se compose de l'encéphale, et la seconde est formée par la tige cylindrique qui occupe le canal vertébral.

L'encéphale se divise à son tour en deux parties dont l'une a reçu le nom de cerveau et l'autre celui de cervelet.

Le cerveau occupe toute la partie supérieure et antérieure de la cavité crânienne; il s'étend du front aux fosses occipitales supérieures, et il s'appuie, antérieurement sur les voûtes orbitaires, en arrière sur les fosses moyennes de la base du crâne, et, postérieurement, sur la tente du cervelet.

La face supérieure du cerveau (*fig.* 13), qui présente un grand nombre d'éminences flexueuses, arrondies, ondulées, — circonvolutions cérébrales, — est divisée par une scissure médiane, très-profonde, — scissure interlobulaire, — qui divise le cerveau en deux moitiés, dont chacune a reçu le nom d'hémisphère cérébral. Ces hémisphères, bien que séparés, dans une partie de leur étendue, par la scissure médiane, sont réunis, à leur base, par une portion du cerveau qui a reçu le nom de corps calleux.

Dans son intérieur, le cerveau renferme des cavités nommées ventricules, et, à sa face inférieure, on distingue, pour chaque hémisphère, trois lobes, séparés, entre eux, par des sillons transversaux, et désignés, d'après leur position, sous les noms de lobe antérieur, moyen et postérieur. De cette face inférieure partent deux pédoncules, très-gros, qui semblent sortir de l'intérieur du cerveau pour se continuer avec la moelle épinière.

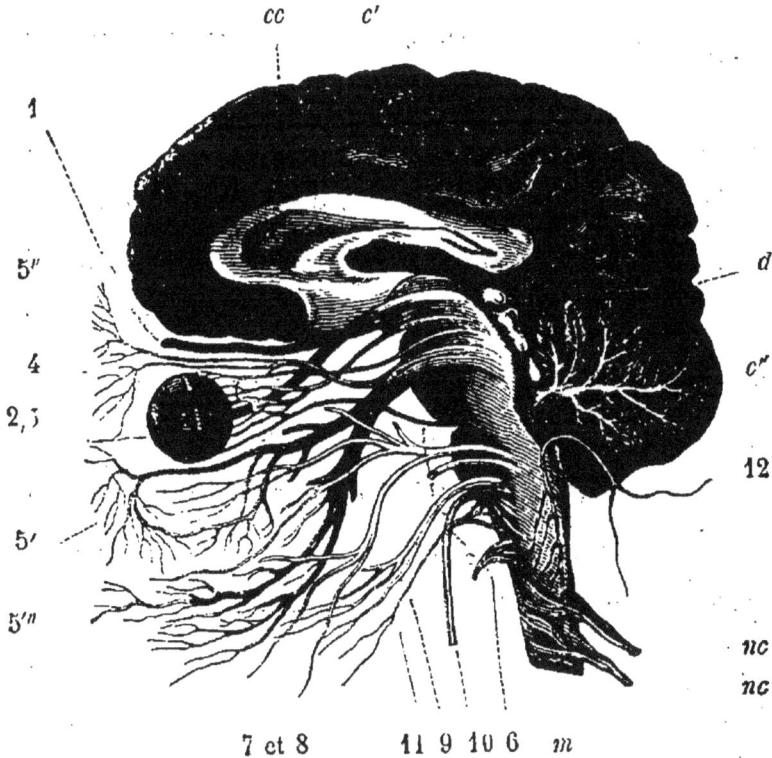

Fig. 13.

Coupe verticale du cerveau, du cervelet et de la moelle épinière; *c'*, le cerveau; *c''*, le cervelet; *m*, la moelle épinière; *cc*, coupe du corps calleux qui est situé au fond de la scissure qui sépare les deux hémisphères du cerveau; au-dessus de cette bande transversale de matière blanche sont les ventricules latéraux; *d*, couches optiques cachées sous la face inférieure du cerveau; 1, nerfs olfactifs; 2 et 3, œil, dans lequel vient se terminer le nerf optique, dont on peut suivre la racine sur le côté de la protubérance annulaire jusqu'aux couches optiques; derrière l'œil est le nerf de la troisième paire; 4, nerf de la quatrième paire, qui se distribue comme le précédent aux muscles de l'œil; 5, branche maxillaire supérieure du nerf de la cinquième paire; 5'', branche ophthalmique du même nerf; 5''', branche maxillaire inférieure du même nerf; 6, nerf de la sixième paire, se rendant aux muscles de l'œil; 7 et 8, nerf facial : au-dessous de l'origine de ce nerf, on voit un tronçon du nerf acoustique; 9, nerf de la neuvième paire (glosso-pharyngien); 10, nerf de la dixième paire (pneumo-gastrique); 11, nerf de la onzième paire (hypoglosse); 12, nerf de la douzième paire (spinal); *nc*, *nc*, nerfs cervicaux.

Le cervelet, dont le volume est à peine le tiers de celui du cerveau, est situé immédiatement au-dessous de cet organe, dans les fosses occipitales inférieures. Symétrique et régulier, il se continue au moyen de la protubérance cérébrale, antérieurement avec le cerveau et postérieurement avec la moelle épinière.

Le cervelet est partagé, par une rainure, en deux lobes hémisphériques parfaitement semblables, dont la surface extérieure présente une série de lames concentriques, épaisses, qui sont séparées par des sillons, ayant beaucoup de ressemblance avec ceux qui séparent les circonvolutions cérébrales.

Enfin, la face inférieure du cervelet présente, dans son milieu, un enfoncement destiné à loger l'origine de la moelle épinière.

La moelle épinière est un gros cordon blanc, cylindroïde, un peu aplati d'avant en arrière, qui commence dans la cavité du crâne où il forme une sorte de renflement, — *bulbe rachidien*, — et qui sort de la cavité crânienne par le trou occipital. La moelle épinière des-

cend, dans le canal osseux qui lui fait suite,
jusqu'au niveau de la deuxième vertèbre lombaire, où elle se termine, comme vous le montre la figure 12, en se divisant en un grand
nombre de filaments longitudinaux, disposés
comme les crins d'une queue de cheval. Ces
filaments longitudinaux sont les nerfs lombaires et les nerfs sacrés; ils sortent par les
trous de conjugaison des vertèbres lombaires,
et par les trous sacrés, pour se rendre aux
parties où ils ont un rôle à jouer.

Des différents points de la face inférieure ou
base de l'encéphale, du bulbe rachidien, de
la moelle épinière, naissent des cordons d'un
blanc nacré qui, après un trajet plus ou moins
long, vont plonger dans nos différents organes.

L'ensemble de ces cordons, formés avec
une substance semblable à celle du cerveau et
de la moelle épinière, constitue le système périphérique ou les nerfs proprement dits.

Les nerfs qui naissent de la masse encéphalique, sortent de la cavité du crâne par les
trous qui se trouvent à sa base.

Quelques-uns, passent à travers les trous de la lame criblée de l'ethmoïde pour aller se terminer dans la muqueuse qui tapisse la partie supérieure des fosses nasales. D'autres traversent les trous optiques pour se rendre dans l'intérieur de chacun de nos yeux. Plusieurs gagnent, par les sinus caverneux, les muscles et les téguments de la face. D'autres enfin, quittent la cavité crânienne, les uns, par le trou stylo-mastoïdien, les autres, par le trou déchiré postérieur, et se rendent dans les muscles de la région thoracique, au larynx, à la trachée, dans les muscles et les téguments du pharynx, dans les bronches et leurs divisions ; dans les muscles et les téguments de l'œsophage, de l'estomac ; dans les muscles et les téguments de la langue, dans l'intérieur de l'oreille.

Les nerfs qui naissent de la moelle épinière s'en détachent tous symétriquement par paires, les uns à droite, les autres à gauche, au moyen de deux racines composées chacune de plusieurs faisceaux nerveux. L'une de ces racines provient de la partie antérieure de la

moelle, l'autre vient de sa partie postérieure.
Cette dernière racine présente un petit renflement appelé ganglion spinal.

De chacun de ces ganglions partent trois
branches :

1° Une branche moyenne qui est la conti-
nuation du nerf et qui va, par conséquent, se
réunir à la racine antérieure ;

2° Une branche antérieure, appelée branche
ganglionnaire parce qu'elle se rend à un ganglion du grand sympathique ;

3° Une branche postérieure qui est destinée
à la peau et aux muscles de la région postérieure du tronc.

Les nerfs qui naissent de la moelle sortent
du canal rachidien par les trous de conjugaison dont je vous ai parlé quand je vous ai
entretenus de la colonne vertébrale. Le nombre de ces trous est parfaitement en rapport
avec celui des nerfs qui sont au nombre de
soixante-deux : trente et un de chaque côté.
A ces trente et une paires, ajoutez les douze
paires qui sortent par les trous de la base du

crâne, et vous aurez en tout quarante-trois paires de nerfs.

Les nerfs qui émanent de la moelle épinière et qui sortent par les trous de conjugaison, émettent, pendant leur trajet, des branches qui se distribuent dans les muscles et les téguments du tronc, dans les téguments et les muscles des bras, avant-bras et mains; dans les téguments et muscles des cuisses, jambes et pied; en un mot, dans les téguments et muscles de tout le corps humain, moins les téguments et muscles de la tête, où nous avons vu se distribuer les nerfs qui naissent de la base de l'encéphale.

Sur la face antérieure de la colonne vertébrale, de chaque côté de la ligne médiane, se trouvent placées, symétriquement, depuis la première vertèbre cervicale jusqu'à la dernière vertèbre sacrée, un certain nombre de petites masses nerveuses ou ganglions bien distincts qui sont unis, entre eux, au moyen de filets nerveux, et qui communiquent, avec les nerfs du système céphalo-rachidien, au moyen de la branche ganglionnaire qui émane du ganglion de la racine postérieure de ces nerfs.

De chacune de ces petites masses nerveuses que nous examinons : masses nerveuses dont l'ensemble forme ce qu'on appelle *le grand sympathique*, partent des filets nerveux qui, après un trajet plus ou moins long, se rendent aux poumons, au cœur, à l'estomac, aux intestins, aux parois des vaisseaux sanguins, etc.

Malgré la rapidité du coup d'œil que nous venons de jeter ensemble sur le système nerveux, vous avez vu, et compris, qu'il n'y a pas un point de l'économie qui ait été oublié dans la distribution des nerfs. Or, chaque nerf étant composé par un faisceau de petits cordons ; chacun de ces petits cordons allant , sans interruption , depuis son origine jusqu'à sa terminaison ; l'origine de tous les nerfs étant dans le cerveau, ou dans la moelle épinière, qui elle-même est une dépendance du cerveau; il s'ensuit que tous les filaments nerveux de l'économie, et par suite toutes les parties du corps, puisque les nerfs se rendent et se distribuent partout, sont en communication directe et non interrompue avec la masse encéphalique.

Ceci posé, on ne saurait mieux comparer les centres nerveux, et les nerfs périphériques se répandant partout, qu'à un télégraphe électrique et à ses fils conducteurs allant à tous les points que l'on veut mettre en communication avec le télégraphe.

Quand le télégraphe est privé d'électricité, c'est un appareil inutile, qui n'est, après tout, qu'un assemblage de pièces fort bien faites et très-bien agencées, mais c'est tout.

Au contraire, placez convenablement une pile électrique, mettez le télégraphe en contact avec elle, et immédiatement le télégraphe marchera : les fils conducteurs, communiquant avec le télégraphe, seront parcourus en même temps, et tous à la fois, par l'électricité. — Voilà, tout le monde le sait, ce qui se passe dans un télégraphe électrique que l'on fait fonctionner.

Si l'on se borne à mettre, comme je viens

de le dire, l'électricité et le télégraphe en communication, le télégraphe, bien qu'électrisé, sera un instrument parfaitement inutile. Sans doute, vous constaterez, quand vous le voudrez, que l'électricité parcourt très-bien tous les fils; mais à quoi cela servira-t-il, si ce n'est à satisfaire votre curiosité?

Placez, au contraire, près de votre télégraphe, un homme intelligent qui sache le faire fonctionner; aussitôt, si les fils conducteurs vont à cinq cents, à mille lieues, celui qui fait marcher votre télégraphe, saura faire connaître, en quelques instants, sa pensée, et la vôtre si vous le désirez, à l'extrémité de ces fils, à cinq cents, à mille lieues; sur tous les points qui seront, par un fil, en communication avec le télégraphe. Quand il le voudra, il communiquera avec un point, et il ne correspondra pas avec un autre; *et vice versâ.*

Vous m'avouerez que parmi les athées, qui tous connaissent la télégraphie électrique, qui tous se servent, suivant le besoin, de ses avantages inappréciables, il ne s'en trouve pas un à qui l'idée soit encore venue que le premier télégraphe électrique s'est fait tout seul ; pas un qui pense que le hasard et les combinaisons chimiques ont disposé le télégraphe tel qu'il est ; pas un qui ait osé le dire. — Les athées croient, très-bien, qu'il a fallu un ouvrier pour faire le télégraphe et qu'il faut un homme expérimenté pour le faire fonctionner.

Eh bien ! ce que les athées n'oseront jamais avancer pour un télégraphe électrique, qui, après tout, n'est rien, absolument rien, auprès de la machine humaine ; pourquoi ont-ils donc l'audace, la mauvaise foi, disons le mot, la folie de le dire du corps humain ?

Vous ne voudriez pas croire qu'un télégraphe électrique est le produit du hasard et des combinaisons chimiques ; vous ne voudriez pas admettre, du moment qu'il décèle la présence de l'électricité, qu'il s'est électrisé sans qu'une main humaine l'ait mis en communication avec une pile électrique ; vous mettriez dans un établissement de fous celui qui affirmerait que la transmission des nouvelles, par le télé-

graphe, se fait par hasard ; parce que vous savez que pour faire fonctionner un télégraphe,
pour transmettre les nouvelles, il faut une intelligence étrangère au télégraphe ; et vous re-
fusez à l'homme ce que vous exigez impérieu-
sement pour une machine de production
humaine ! En vérité, on n'oserait pas le croire,
si les athées, par le bruit ridicule qu'ils font,
ne nous forçaient à constater que réellement
il existe des hommes soutenant pareille folie.

La matière est profondément distincte de
l'intelligence et de l'esprit, le télégraphe ne
pense pas, il transmet la pensée de l'employé
qui le fait fonctionner : le corps de l'homme,
y compris son cerveau, sa moelle épinière, et
tout son système nerveux, n'est que de la matière, que de la boue, aussi incapable de penser
que le télégraphe. Il lui faut, aussi à lui, pour
qu'il fonctionne, permettez-moi de continuer
ma comparaison, une pile électrique et un
employé des télégraphes : — Notre pile électrique est la vie, notre employé des télégraphes est notre âme.

Dites-moi, je vous prie, comment le hasard et les combinaisons chimiques, qui ne peuvent pas créer un télégraphe fonctionnant seul, seraient arrivés à créer l'homme, sa vie et sa pensée.

Le hasard et les combinaisons chimiques n'ont jamais pu créer la pensée et le génie. La matière n'a jamais engendré l'esprit. Le moi, qui pense en nous, est complétement étranger à nos os, à nos muscles et à notre matière cérébrale : il est aussi étranger à notre corps que celui qui fait fonctionner un télégraphe est étranger au télégraphe qu'il dirige. Mais, puisque la matière ne peut engendrer l'esprit et ne peut créer la vie, d'où nous viennent donc l'être et la pensée ? — De notre Créateur qui, vous l'avez vu, depuis le commencement de cet ouvrage, est une intelligence parfaite, un esprit souverainement habile et prévoyant : de *Dieu*, en un mot, pourquoi attendrais-je encore pour prononcer son saint nom (1)!

(1) Sanctum et terribile nomen ejus. *Liber Psalmorum* : Psal. cx, vers. 9.

Et si vous voulez savoir comment s'est faite l'union de notre esprit avec notre corps, si vous désirez connaître comment nous avons reçu la vie, je ne puis rien vous enseigner de plus exact que ce que nous dit la Genèse, car la science la plus rigoureuse et la plus impartiale ne vous apprendra jamais rien de plus.

Quand le Créateur eut formé notre corps tel qu'il est, il voulut animer cette statue sortie de ses mains, il désira que cette créature, qui portait si profondément gravée l'empreinte du cachet de sa science, vécût et pût admirer la puissance qui l'avait tirée du néant.

Pour opérer ce miracle, Dieu n'eut besoin, dit la Genèse, que de souffler sur le visage de l'homme.

Aussitôt, la statue de boue inerte frémit, s'anima, connut, admira et adora son Dieu; car, dès que le souffle divin toucha le corps du premier homme, il lui donna la vie en créant son âme : âme immortelle comme celui qui nous l'a donnée. *Et inspiravit in faciem ejus spiraculum vitæ, et factus est homo in animam viventem* (1).

C'est dans un des points de la masse encéphalique que Dieu a fixé l'âme. Comprenezvous, maintenant, l'action du système nerveux; système intermédiaire entre l'âme et le monde extérieur, système qui est la source de la sensibilité et du mouvement, puisque c'est lui que Dieu a doué de la faculté de recevoir les impressions et de les transmettre à l'âme; de même qu'il l'a aussi chargé d'être l'exécuteur des volontés de notre âme avec laquelle il est en rapport immédiat?

Nos nerfs sont doués de propriétés différentes; tous ne possèdent pas la faculté de conduire au cerveau les mêmes impressions. La sensibilité de certains nerfs ne peut pas être mise en jeu par les agents qui sont susceptibles d'exciter des sensations dans d'autres nerfs. Ainsi, les odeurs produisent une sensation vive sur les nerfs olfactifs qui se terminent dans la

(1) *Lib : Genesis*, cap. ii, vers. 7.

11.

muqueuse qui tapisse les fosses nasales, tandis qu'elles ne produisent rien sur les autres parties du système nerveux.

Les nerfs optiques ont seuls reçu du Créateur la propriété d'être impressionnés par les rayons lumineux.

Les nerfs acoustiques, qui se rendent dans l'oreille, ne sont impressionnés que par les sons.

Les nerfs qui se rendent dans les papilles de la langue transmettent seuls au cerveau la saveur des corps.

Les nerfs du grand sympathique qui sont indépendants de notre volonté président à l'accomplissement des actes physiologiques, aux contractions du cœur, aux contractions des fibres musculaires de l'estomac, des intestins, et par suite à la digestion.

Enfin, les nerfs qui se rendent dans les téguments, dans les papilles de la peau, et dans les muscles, nous donnent seuls la sensibilité et les mouvements.

Ces nerfs nous donnent la sensibilité, grâce

à la propriété qu'ils possèdent d'être impressionnés par les objets qui les touchent, et ils
nous donnent les mouvements, en vertu de la
loi que Dieu leur a imposée, quand il les a
rendus les serviteurs de l'âme. C'est sous l'influence de ces nerfs que nos muscles se con-
tractent; ce sont eux qui, sous l'influence de
notre volonté, jouent dans les muscles le rôle
du doigt que je vous représentais pinçant la
ficelle de la marionnette qui me servait de
comparaison pour vous faire comprendre le
système musculaire.

Si vous avez quelques doutes sur l'exac-
titude de ce que je vous avance, bannissez-les
bien vite, car, des expériences sans nombre,
faites, aussi scrupuleusement que possible, par
tous les physiologistes, ne permettent plus de
douter des faits que je viens de vous exposer.
Ces expériences, connues de tous les médecins,
de tous les naturalistes, prouvent, d'une manière incontestable, que la racine antérieure
des nerfs qui naissent de la base du cerveau
et de la moelle, est attribuée exclusivement

aux mouvements, tandis que la racine postérieure de ces mêmes nerfs préside seule à la
sensibilité.

Vous pourriez me dire que, les filets nerveux
des racines antérieures et des racines postérieures se réunissant pour former un seul cordon, il vous paraît difficile que ce cordon puisse
servir à deux fins.

Votre observation serait judicieuse ; mais, si
vous êtes athée, vous feriez bien de ne pas la
faire ; car elle fournit l'occasion de vous signaler une nouvelle preuve de la réflexion et
de la science du Créateur.

Les filets nerveux, provenant des racines antérieures et des racines postérieures, se réunissent et s'accolent les uns contre les autres,
mais ils ne se confondent jamais. Après un
trajet plus ou moins long, ils se séparent les
uns des autres, soit en traversant des ganglions,
— petits organes destinés à permettre un
échange de filets nerveux entre des nerfs différents , — soit en dehors de ces organes pour
se rendre où leur présence est nécessaire.

Par cette disposition, chaque fibre élémentaire d'un nerf agit, pour la transmission des
impressions vers le cerveau, d'une manière
complétement indépendante des fibres voi-
sines. Comme ces fibres ne se confondent
jamais entre elles ; comme elles continuent leur
trajet jusque dans l'encéphale ; il en résulte
que les sensations venant des différents points
du corps, chacune par une route particulière,
arrivent au cerveau sans jamais se confondre,
et sans interruption.

Un appareil aussi important que le système
nerveux avait besoin d'être protégé plus que
tous les autres, puisque, sans lui, aucun autre
ne peut fonctionner. De ce côté, Dieu n'a rien
épargné : — il a enfermé le cerveau dans la
cavité du crâne dont vous avez admiré la solidité ; et il a emprisonné la moelle épinière
dans le canal rachidien, sur le compte duquel
je me suis assez étendu, à l'article des *Os*, pour
n'avoir pas besoin d'y revenir.

Les nerfs, qui sortent par les trous de la
base du crâne ou par les trous de conju-

gaison de la colonne vertébrale, ont été placés, comme les artères, au-dessous des muscles, le long des os, partout, en un mot, où ils
trouvent protection.

La moindre compression, la moindre bles-
sure du cerveau ou de la moelle, devant occasionner des accidents graves : des paralysies et
la mort ; il fallait que notre Créateur trouvât
moyen, en nous créant, de nous préserver de
ces malheurs. — Sa science a assuré le libre
exercice des fonctions du système nerveux, et
elle l'a suffisamment protégé, en enveloppant
l'encéphale et la moelle de trois membranes
qui ont reçu les noms de dure-mère, d'arachnoïde et de pie-mère.

La plus externe de ces membranes, la *dure-
mère*, qui est en contact avec la surface interne
de l'étui osseux formé par le crâne et la colonne vertébrale, est un sac fibreux, ferme,
épais, qui adhère à la surface interne des os
du crâne et des vertèbres, par une foule de petits prolongements émanés de sa surface
externe, tandis que sa surface interne envoie

des prolongements ou cloisons incomplètes :

1° Dans la scissure médiane qui sépare le cerveau en deux hémisphères ;

2° Entre le cerveau et le cervelet ;

3° Dans la rainure qui sépare le cervelet en deux moitiés égales.

A quoi bon ces cloisons ? — La cloison placée entre les deux hémisphères cérébraux est appelée *faux du cerveau*. Elle occupe la scissure médiane uniquement pour prévenir les effets de l'ébranlement latéral du cerveau, et empêcher que l'un des hémisphères ne pèse sur l'autre quand nous sommes couchés sur un côté. Cette précaution était indispensable pour des parties à fonctions si délicates.

La cloison qui se trouve entre le cerveau et le cervelet, appelée *tente du cervelet*, est, comme la faux du cerveau, continuellement tendue. Elle est disposée de manière à former une voûte membraneuse dont la convexité supérieure répond à la concavité légère des lobes postérieurs du cerveau qui reposent sur elle, tandis que sa concavité inférieure se moule

sur la convexité du cervelet. Par cette disposition, qui n'a pu être prise qu'après un grand
calcul, le Créateur a permis au cerveau de résister aux ébranlements directs ou indirects ;
car les effets funestes des commotions sont
prévenus par la décomposition de mouvement
qui a lieu dans la tente du cervelet : — théorie
des voûtes.

Le repli qui se trouve entre les deux hémisphères du cervelet,— la faux du cervelet,—
joue, dans le cervelet, le même rôle que joue
la faux du cerveau dans la scissure médiane.

Si nous suivons la dure-mère, au sortir du
crâne, nous verrons que, depuis le trou occipital jusqu'à la fin du canal sacré, elle forme
un cylindre fibreux qui se termine à la région
sacrée, en se subdivisant en autant de petits
cylindres qu'il y a de nerfs sacrés.

L'étui fibreux qui enveloppe la moelle épinière est intimement uni, par sa partie supérieure, au pourtour du trou occipital ; les gaînes des nerfs sacrés font adhérer au sacrum sa

surface inférieure ; et enfin, il adhère aux parties latérales de la surface interne de l'étui osseux, formé par les vertèbres, au moyen des gaînes qu'il fournit à chacun des nerfs qui sortent par les trous de conjugaison.

Toutes ces adhérences maintiennent la dure-mère rachidienne dans un état de tension qui est on ne peut plus favorable à ses fonctions protectrices.

La dure-mère rachidienne a une capacité bien supérieure au volume de la moelle épinière ; pourquoi cette différence ? Cotunni et plus tard Magendie en ont fait connaître la raison, et cette connaissance a été la découverte d'une nouvelle preuve de la sagesse de Dieu. — L'espace qui se trouve entre la dure-mère et la moelle est rempli par un liquide, appelé *liquide sous-arachnoïdien*, parce qu'il est sécrété par une membrane séreuse, nommée *arachnoïde*, qui entoure le cerveau et la moelle dont elle constitue la deuxième enveloppe, tout exprès pour fournir le liquide en question.

Ce liquide, sécrété par la surface interne de l'arachnoïde, surface en rapport avec la moelle, et par la surface externe en rapport avec la dure-mère, lubréfie la surface du cerveau, en favorise les mouvements, lubréfie la surface de la moelle et la protége.

Je dis que le liquide sous-arachnoïdien protége la moelle; cela est incontestable et reconnu par tous les anatomistes, qui tous ont montré que le liquide sous-arachnoïdien forme autour de la moelle épinière, dans l'espace laissé libre entre cet organe et la dure-mère, un bain qui garantit très-efficacement le cordon nerveux, qui, sans cette précaution, serait très-gêné dans les divers mouvements qu'exécute la colonne vertébrale, et très-incommodé dans les commotions et les chutes.

Une partie aussi importante que le système nerveux avait besoin de recevoir beaucoup de sang; mais la délicatesse de cet appareil exigeait, pour que ses fonctions ne fussent pas troublées, que le liquide nourricier fût distribué dans son intérieur avec une grande pré-

caution. Ce besoin n'a pas échappé à l'œil du
Créateur, et sa science infinie a résolu le problème qui se présentait à elle, en entourant le
système nerveux d'une troisième et dernière
membrane appelée *pie-mère*.

La pie-mère, qui enveloppe la masse encéphalique, qui suit tous ses contours, qui pénètre dans tous ses sillons, dans toutes ses cavités, est une membrane formée par un tissu
cellulaire dans lequel se divisent à l'infini les
vaisseaux artériels qui se rendent dans la substance cérébrale.

Grâce à cette division, la circulation du sang
est ralentie; et ce liquide pénètre et circule
sans danger dans l'intérieur de la masse nerveuse.

La partie de pie-mère qui enveloppe la
moelle épinière et qui avait besoin d'être plus
résistante que la partie de pie-mère qui enveloppe la masse encéphalique, est d'une nature
fibreuse, et par conséquent plus ferme et plus
résistante; aussi, tout en servant de support
aux nombreuses divisions des vaisseaux nour-

riciers de la moelle, elle soutient et protége cet organe qu'elle empêche de flotter dans l'intérieur de l'étui ostéo-fibreux qui le contient.

Enfin, c'est la pie-mère qui fournit le névrilemme ou enveloppe protectrice de chaque nerf. Ces névrilemmes sont des gaînes fibreuses, qui entourent les nerfs, aussitôt qu'ils abandonnent les centres nerveux, sortent avec eux par les trous de conjugaison, et les suivent, pour les protéger, jusque dans leurs dernières divisions.

LA VISION.

A partir du moment où ce léger souffle, émané de la bouche de Dieu, eut créé l'âme du premier homme, le système nerveux se mit à agir. Les nerfs indépendants de notre volonté firent fonctionner les organes soumis à leur empire : le cœur, les poumons, l'estomac, les intestins, etc., et les nerfs qui sont soumis à notre vouloir se tinrent prêts à exécuter les ordres de notre premier père.

Mais, parmi les nerfs, les uns, comme vous l'avez vu, sont destinés à des sensations spéciales qui sont au nombre de cinq et qui ont reçu le nom de *sens* : ce sont la vue, l'ouïe, l'odorat, le goût et le toucher.

Suffisait-il de faire rendre dans n'importe

quel endroit de notre économie, les dernières
ramifications de ces nerfs pour que la vision
s'opérât, et pour que les sons et les odeurs fussent transmis à notre cerveau ? Évidemment
non, il fallait les conduire dans des parties de
notre corps convenablement disposées, et entourer ces parties de certaines précautions : —
c'est ce qui a eu lieu.

D'abord, Dieu a fait terminer le plus près
possible du cerveau les nerfs de la vue, de
l'ouïe, de l'odorat et du goût ; afin que les impressions qu'ils reçoivent aient une route très-
courte à parcourir pour être transmises à cet
organe.

Ensuite, il les a fait aboutir dans des instruments particuliers, construits avec tant d'art
qu'ils recueillent l'excitation produite par les
agents extérieurs capables de les impression-
ner, et la préparent de façon à assurer son
action.

Ces instruments sont les organes des sens, et
c'est essentiellement par leur intermédiaire
que les sensations nous arrivent.

Examinons si ce que j'avance est vrai, et commençons par la vision.

La vue est la faculté que Dieu a donnée à nos nerfs optiques d'être impressionnés par la lumière, et de nous faire distinguer la forme et presque toutes les qualités physiques des corps extérieurs.

Les nerfs optiques, je vous l'ai dit précédemment, se terminent dans l'œil ; l'œil est donc l'organe de la vue : Il est construit de manière à nous procurer la plus grande réflexion et une immense science.

L'œil, dont le diamètre est de vingt-quatre millimètres environ, est un sphéroïde régulier, formé par plusieurs membranes. Son enveloppe extérieure se compose de deux parties bien distinctes.

L'une de ces parties, appelée *sclérotique*, est blanche, opaque, fibreuse ; c'est la membrane protectrice du globe de l'œil.

L'autre, appelée *cornée*, en raison de sa ressemblance avec une lame de corne, est transparente et enchâssée, à la partie antérieure du globe de l'œil, dans une ouverture circulaire de la sclérotique, absolument comme pourrait l'être un verre de montre sur une sphère creuse.

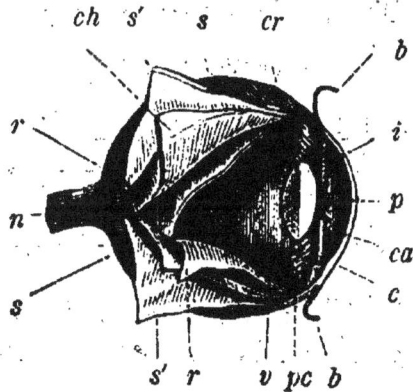

ŒIL.

Fig. 14.

c, cornée transparente; s, s, sclérotique; s',s', portions de la sclérotique renversées de manière à laisser voir les membranes sous-jacentes; ch, choroïde; rr, rétine; n, nerf optique; b,b, portion de la conjonctive, qui, après avoir recouvert la portion antérieure de l'œil, s'en détache pour tapisser la face interne des paupières; ca, chambre antérieure, entre la cornée et l'iris; p, la pupille; cr, le cristallin, placé derrière la pupille; pc, les procès ciliaires; v, l'humeur vitrée.

A une petite distance, derrière la cornée, on trouve, dans l'intérieur de l'œil, une cloison membraneuse appelée *iris*, espèce de dia-phragme actif, verticalement dirigé, et pré-sentant, à son centre, une ouverture à laquelle on a donné le nom de *pupille* ou de *prunelle*.

La face antérieure de l'iris est diversement colorée, et c'est cette différence de couleur qui a fait établir la distinction des yeux en gris, noirs et bleus.

Ainsi, quand vous fixez un œil bleu, tout ce qui est blanc, le blanc de l'œil, est une partie de la sclérotique.

Cette membrane, brillante et incolore, qui se trouve au-devant de la coloration bleue, est la cornée transparente.

Tout ce qui vous paraît bleu est la face antérieure de l'iris, et le point noir, qui se trouve au centre de cette coloration bleue, est la pupille ou prunelle.

Derrière la pupille se trouve un corps, ayant la forme d'une lentille bi-convexe, appelé *cristallin*, nom qui lui a été donné parce qu'il possède la transparence du cristal le plus pur.

Derrière le cristallin se trouve une masse diaphane, très-volumineuse, appelée *humeur vitrée*. Cette masse, qui ressemble à du blanc d'œuf, est enveloppée par une membrane excessivement ténue : membrane hyaloïde, qui envoie, dans son intérieur, des prolongements destinés à former des cloisons qui partagent l'humeur vitrée en plusieurs cellules.

Partout, excepté où se trouvent le cristallin et l'iris, cette humeur vitrée est entourée par une membrane molle et blanchâtre : la rétine, qui n'est autre chose que l'épanouissement de la partie médullaire du nerf optique, et par conséquent l'organe immédiat de la vision.

La rétine est séparée de la sclérotique par une membrane vasculaire : la *choroïde*, revêtue d'une couche épaisse de pigmentum, matière noire, qui a pour but de convertir l'intérieur de l'œil en une véritable chambre obscure.

Ceci connu, examinons comment s'opère la vision.

Un corps quelconque n'est lumineux, c'est-à-dire, susceptible d'être vu, qu'autant qu'il est en ignition, ou qu'il reçoit des rayons de lumière émanés du soleil ou d'un corps en combustion.

Ce que j'avance là n'a pas besoin de preuve;

vous savez tous que vous ne voyez rien dans une nuit obscure, alors que notre hémisphère est privé des rayons du soleil, et que, si alors vous marchez, vous allez en tâtonnant vous heurter contre les objets qui se dressent sur votre route, et vous jeter dans les ornières qui se trouvent sous vos pas. Au contraire, si vous avez la précaution de vous munir d'un corps en ignition, soit bougie, chandelle, ou lampe, vous distinguez ce que vous avez besoin de voir, et vous pouvez vous conduire et faire ce que vous désirez.

Comment la lumière du soleil ou d'un corps en combustion peut-elle rendre sensibles à nos yeux les objets qui nous environnent? Cela est bien simple!

On prouve, dans les cours de physique, que la lumière, partie d'un point, se propage tout autour de ce point, comme centre, en suivant des lignes droites qui ont reçu le nom de rayons lumineux.

Quand des rayons lumineux tombent sur un corps qui n'est pas lumineux par lui-

même, c'est-à-dire qui n'est pas en ignition, ils
le traversent, si ce corps est transparent, et ils
continuent leur marche. Si au contraire les
rayons lumineux tombent sur un corps opaque :
ce corps, selon le poli de sa surface, réfléchit
une plus ou moins grande partie de ces rayons
incidents, et, dans ce cas, il est éclairé ; c'est-
à-dire, que tous les points de sa surface deviennent lumineux, et cela parce qu'ils réfléchissent, la lumière qu'ils reçoivent, vers tous
les points où l'on peut mener une ligne
droite.

Il y a des corps qui renvoient de la sorte
toute la lumière qui les frappe : ceux-là paraissent blancs. Il y en a d'autres, au contraire, qui n'en renvoient que peu ou pas du
tout : dans le premier cas ils paraissent diversement colorés, et dans le deuxième ils sont
noirs. Car, ce sont ces rayons réfléchis par les
corps qui nous environnent qui, venant en
contact avec le nerf optique, nous donnent
seuls la vue des corps qui les réfléchissent.

Ceci étant constaté, il est facile de compren-

dre que le problème que le Créateur avait à
résoudre, en s'occupant de l'œil, consistait à
construire cet organe de telle façon qu'il pût
recueillir, et transmettre, à la rétine, les rayons
lumineux émanés de tous les points qui l'entourent. — C'est ce qui a été fait.

Dieu a construit l'œil de telle sorte que les
rayons lumineux, émanés de tous les points des
corps environnants, vont sur la rétine dessiner
l'image des corps d'où ils viennent.

Vous me comprendrez peut-être mieux, si
je me sers d'une comparaison : Dieu fait jouer
à la rétine un rôle à peu près semblable à celui
que joue, dans un daguerréotype, la plaque
daguerrienne.

Vous savez tous qu'une plaque métallique,
convenablement préparée, étant mise dans un
daguerréotype, est impressionnée, par les
rayons lumineux qui pénètrent dans le daguerréotype, et qu'elle garde leur empreinte.
Vous avez tous vu des portraits faits au daguerréotype. Eh bien ! la rétine est impressionnée
pareillement, et, une fois l'image dessinée sur

12.

sa surface, elle en transmet la connaissance au cerveau et par suite à l'âme.

Mais pour que pareille chose ait lieu, il faut que l'œil soit un instrument de physique ; s'il est un instrument de physique, il ne peut être sorti que de la main d'un physicien ; or, le hasard ne pouvant être physicien, si notre œil est un instrument de physique, il n'est donc pas son ouvrage, mais bien celui d'un créateur savant et réfléchi ; c'est ce que je vais vous prouver, si vous voulez vous donner la peine de suivre avec moi la marche des rayons lumineux dans l'œil.

Les rayons de lumière émanés des corps viennent frapper sur la cornée transparente et la traversent. Une partie des rayons qui ont traversé la cornée transparente, vient frapper l'iris et une partie pénètre à travers la pupille.

L'iris, étant un corps opaque, réfléchit les rayons qu'il reçoit, et ce sont ces rayons réfléchis qui lui donnent sa coloration.

La partie des rayons lumineux qui passe à travers la pupille rencontre la face anté-

rieure du cristallin qui étant un corps transparent, se laisse traverser par ces rayons qui
continuent leur marche à travers l'œil.

Mais je vous ai dit que le cristallin avait la
forme d'une lentille ; or, il faut que vous sachiez, que l'on prouve, en physique, qu'une
lentille bi-convexe ou de convergence, semblable au cristallin, réfracte, de telle manière,
les rayons lumineux qui la traversent, que ces
rayons viennent se concentrer par derrière
elle et dessiner l'image de l'objet d'où ils partent en un certain point appelé foyer de la
lentille ; foyer qui varie suivant la position de
l'objet.

Le cristallin, étant une lentille bi-convexe,
réfracte pareillement les rayons lumineux
qui le traversent, et il les concentre à son foyer
où se dessine l'image de l'objet qui les réfléchit. Or, Dieu ayant placé le cristallin de
manière que son foyer soit toujours situé sur
la rétine, vous comprenez qu'il a résolu le
problème qui se présentait à lui.

Si nous n'avions pas eu pour créateur une

science infinie, notre œil, tout parfait qu'il peut vous paraître, ne nous serait pas d'une grande utilité. Car, malgré son diaphragme, l'iris, qui est le modérateur de la quantité des rayons lumineux qui doivent arriver jusqu'à la rétine; malgré son pigmentum choroïdien qui tapisse l'intérieur de l'œil pour absorber les rayons lumineux après qu'ils ont impressionné la rétine, et cela, afin d'éviter la confusion qui résulterait des réflexions multipliées de ces rayons; malgré son humeur vitrée, destinée à rendre définitive la convergence donnée par le cristallin aux rayons de lumière; la vue serait très-imparfaite, car, le cristallin étant une lentille bi-convexe, devait, nécessairement, avoir le défaut de ces instruments : l'aberration de réfrangibilité.

Les physiciens appellent aberration de réfrangibilité le défaut que possèdent les lentilles bi-convexes de laisser converger, réellement vers des points différents de leur axe, les rayons lumineux qui les traversent, et cela, en raison de la différence de couleur de ces rayons. Exemple : l'image du soleil sera vue au foyer principal d'une lentille de convergence, blanche au centre, mais bordée d'anneaux de différentes couleurs.

Les opticiens ont cherché à remédier à un inconvénient si grave ; et, après beaucoup de temps et de nombreux essais, ils sont parvenus à construire des lentilles composées, appelées lentilles achromatiques, qui sont moins sujettes que les autres aux aberrations de réfrangibilité.

Le cristallin est exempt du défaut d'aberration de réfrangibilité, il est achromatique. Mais, uniquement par la précaution que le Créateur a prise de le former de plusieurs couches concentriques, différentes de consistance, et par suite différentes de densité. — Dieu a fait, pour le cristallin, ce que les opticiens cherchent à imiter quand ils fabriquent leurs lentilles achromatiques !

Cet achromatisme du cristallin rend l'œil l'instrument d'optique le plus parfait que nous puissions imaginer, et il devrait, à lui seul,

suffire pour détruire, à tout jamais, l'a-
théisme.

L'œil, destiné à nous faire connaître les
objets qui nous entourent, devait être placé
dans un endroit d'où il pût exercer au loin ses
fonctions exploratrices. — Admirez sa position,
à la partie la plus élevée de la face, d'où il peut,
aisément, nous permettre de voir, tout à la
fois, le ciel, notre véritable patrie, et la terre,
notre lieu d'exil.

Vos yeux avaient besoin de protection, —
notre Créateur les a logés dans les cavités orbitaires, cavernes osseuses faites tout exprès pour
les recevoir (*fig.* 15).

Ils avaient besoin de mobilité, — Dieu les a
suspendus à la partie antérieure de l'orbite,
au moyen de l'aponévrose orbito-oculaire ; il
les a entourés d'un tissu graisseux qui leur
constitue une sorte de coussin élastique ; et il a
mis, au service de chacun d'eux, six muscles
destinés à les mouvoir dans toutes les direc-
tions nécessaires.

Ces six muscles, qui ne sont pour celui qui

commence à disséquer, que six petits lam-
beaux de chair bien difficiles à préparer, sont,
pour l'anatomiste, six preuves de l'existence
et de la science infinie de Dieu.

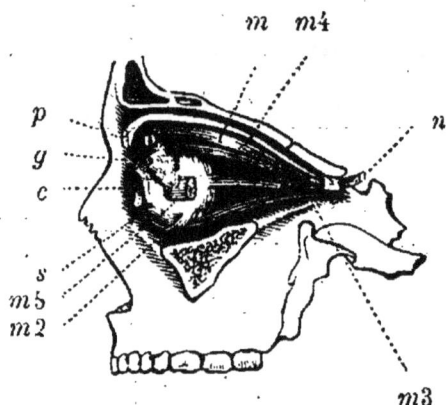

Fig. 15.

c, la cornée; s, la sclérotique; n, le nerf optique; g, la glande
lacrymale; p, le muscle releveur de la paupière supérieure; m,
le muscle grand oblique ou oblique supérieur, dont le tendon
passe dans une petite poulie avant de se fixer à la sclérotique;
m2, extrémité antérieure du muscle petit oblique ou oblique
inférieur (sa partie moyenne a été enlevée pour découvrir les
parties sous-jacentes); m,3, le muscle droit inférieur ou abaisseur
de l'œil; m,4, le muscle droit supérieur ou élévateur; m,5, portion du muscle droit externe ou abducteur, dont la partie moyenne
a été enlevée pour mettre à découvert le nerf optique situé derrière elle. Le droit interne, situé au côté interne du globe de
l'œil, ne peut être vu sur cette figure. Tous les intervalles de ces
muscles sont occupés par du tissu cellulaire graisseux.

Je ne vous parlerai que d'un seul de ces
muscles, du muscle grand oblique, dont la
disposition mérite bien un mot.

Le tendon de ce muscle traverse une petite poulie cartilagineuse, puis il se réfléchit, à angle aigu, sur lui-même, de telle manière, qu'il se dirige en bas, en dehors, un peu en arrière, et se termine, en s'épanouissant, sur la sclérotique, au niveau du plus grand diamètre de l'œil : disposition prise, après sérieuses réflexions, pour permettre à ce muscle de faire rouler l'œil sur lui-même, c'est-à-dire, suivant son axe antéro-postérieur, de dehors en dedans.

Je n'oublierai pas de vous dire que cette poulie et ce tendon sont, l'un et l'autre, revêtus d'une synoviale dont le rôle unique est de faciliter et d'assurer le glissement de ces parties l'une sur l'autre.

Le Créateur pouvait s'en tenir là; mais la vue aurait laissé à désirer, et, par conséquent, aurait été indigne d'être le présent d'un Dieu.

Notre œil, s'il n'avait possédé que ce que je viens de décrire, n'aurait jamais eu un moment de repos : il aurait été continuellement impressionné par les rayons lumineux, fatigué par la lumière trop vive du soleil, pendant l'été, et desséché par la chaleur. Il serait abîmé par la poussière, incommodé par les insectes et les milliers de petits corpuscules qui voltigent dans l'air : source de douleurs, il nous serait plutôt à charge qu'à profit.

Dieu a éloigné tous ces inconvénients en plaçant, au-devant du globe de l'œil, deux voiles mobiles et protecteurs, — les paupières, — véritables contrevents que nous ouvrons et fermons à volonté ; ce qui met l'exercice de la vision sous l'empire de nos vouloirs. Les paupières protégent l'œil contre l'action de la lumière, et contre les corpuscules qui voltigent dans l'atmosphère.

Si le Créateur se fût contenté de nous donner nos paupières, ce présent aurait été inestimable, sans doute, mais il aurait cependant été insuffisant, car ces deux voiles protecteurs n'auraient pas pu remédier à tout. Nous les fermons bien, lorsque nous voyons un nuage de poussière se diriger contre nous ; mais, par une belle soirée d'été, lorsque la nature est

calme, lorsque le parfum des fleurs nous eni-
vre, nous les ouvrons avec délices pour con-
templer cette nature si belle qui nous environne ; et pourtant, à cette heure là, notre
vue est menacée, plus que jamais, par les
milliers de petits insectes qui s'agitent en
jouant dans l'espace. Il fallait donc un supplément aux paupières : ce supplément nous le
possédons dans les cils, triple rangée de poils
durs et roides qui se trouvent à la lèvre antérieure du bord libre des paupières, où leur
ensemble joue le rôle d'une barrière suffisante
pour arrêter les petits corps qui voltigent autour de nous.

Le Créateur, en nous gratifiant de ces petits
poils qui contribuent tant à embellir nos yeux,
et par suite notre physionomie, calculait le
tort qu'ils auraient pu nous faire s'ils avaient
été, eux-mêmes, d'une introduction facile dans
l'œil. Aussi, admirez la direction qu'il leur a
donnée ! — A la paupière supérieure, Dieu
les a d'abord dirigés en bas, puis recourbés en
haut, de manière à leur faire décrire un arc

de cercle, à concavité supérieure. Il a courbé en sens contraire ceux de la paupière inférieure ; ce qui fait que les cils de l'une et de l'autre paupière s'opposent leur convexité, et que, dans l'occlusion de l'œil, ils se touchent sans pouvoir frotter contre la face antérieure de cet organe ni s'entre-croiser jamais.

Malgré les paupières et les cils, des atomes de poussière, de très-petits insectes, des cils, eux-mêmes, après leur chute, pouvaient venir sur la face antérieure de l'œil et gêner considérablement la vue. Il fallait donc, à toutes les précautions précitées, en ajouter encore une autre ; il fallait nous donner un agent capable de nettoyer notre œil : — il nous a été donné.

Dieu a placé, dans une fossette de la voûte orbitaire, une glande, nommée *glande lacrymale*, dont la fonction est de sécréter un liquide qui a reçu le nom de *larme*.

Ce liquide, à mesure qu'il est sécrété par la glande lacrymale, est conduit et versé, par plusieurs petits canaux, sur la conjonctive, membrane muqueuse qui unit le globe de l'œil

aux paupières en tapissant, d'une part, la surface interne de ces voiles membraneux, et de
l'autre, le globe de l'œil jusqu'à la circonférence de la cornée transparente.

Les larmes, en humectant l'œil et la surface interne des paupières, rendent le mouvement de ces dernières facile, en même
temps qu'elles lavent la cornée, et entraînent la
poussière et les petits insectes qui viennent se
fixer sur elle. — Qui de vous ne sait pas, que
le moindre moucheron, assez imprudent pour
venir sur la cornée, est chassé par les paupières
et entraîné par les larmes dans le grand angle
de l'œil, auprès de votre nez, d'où l'extrémité
d'un de vos doigts le retire facilement.

Il fallait une issue aux larmes ; sans cela, ce
liquide, continuellement sécrété, se serait accu-
mulé, et serait sorti de l'œil en tombant le
long des joues, ce qui aurait été très-gênant
pour la vue et fort désagréable pour nous.

Dieu, pour nous préserver de cet inconvénient, a placé, sur le bord libre des paupières,
auprès du grand angle de l'œil, un tubercule, —

le *tubercule lacrymal*, — percé d'un trou qui est l'orifice d'un petit canal, — *canal lacrymal*, — qui, après avoir formé un espèce de sac, — *sac lacrymal*, — occupant un espace creusé dans l'épaisseur de la paroi interne de l'orbite, se rétrécit, de nouveau, pour aller s'ouvrir à la partie antérieure du méat des fosses nasales.

La petitesse de ces canaux étant extrême, leurs parois étant très-denses, ils sont continuellement tendus et jouent, par conséquent, le rôle de tubes capillaires, ce qui leur permet d'attirer les larmes dans leur intérieur, dès que la quantité de ce liquide devient trop considérable.

Ces larmes, après avoir traversé le système lacrymo-nasal, sont versées dans les fosses nasales, d'où nous les expulsons, au dehors, en nous mouchant. Vous savez tous cela ; qui de vous n'a pas pleuré ! Eh bien ! quand vous pleuriez, et que vous vous mouchiez, si fréquemment, vous expulsiez vos larmes qui sortaient en abondance par votre nez.

La sueur, soit pendant les chaleurs de l'été,

soit à la suite d'un travail fatigant, pouvait,
en coulant sur le front, aller irriter la surface
de l'œil et troubler la vue : -— Dieu lui a inter-
dit l'accès de nos yeux en nous donnant les
sourcils, éminences arquées, couvertes de
poils roides et courts, qui arrêtent la sueur
dans sa marche. Les sourcils protégent l'œil
contre les effets des violences extérieures, ils
le garantissent en s'abaissant au-devant de lui
de l'impression d'une lumière trop vive, et ils
concourent singulièrement à nous embellir
en donnant de l'expression à notre physionomie.

L'ODORAT.

L'odorat est celui des cinq sens par lequel on perçoit l'impression des odeurs.

Dieu, en nous créant, nous a donné, non-seulement ce qui était indispensable à la vie, mais encore, il a eu la bonté de nous doter de tout ce qui pouvait rendre notre existence agréable. L'odorat est un exemple de ce que j'avance, puisque ce sens ne nous a été donné que pour nous faire apprécier la qualité de nos aliments et nous faire jouir des parfums qui nous environnent.

L'odorat a son siége dans le cerveau, et ce sont deux nerfs, les *nerfs olfactifs*, que Dieu a doués de la propriété d'être impressionnés par les odeurs, et qu'il a chargés de transmettre au cerveau, et par suite à l'âme, l'impression qu'ils ont reçue.

Les odeurs sont produites par des particules, d'une ténuité extrême, qui s'échappent des corps odorants et se répandent dans l'atmosphère comme des vapeurs. Par conséquent, le problème que le Créateur avait à résoudre, en nous créant, consistait à mettre ces particules odorantes en contact avec l'extrémité de nos nerfs olfactifs. — Notre Créateur a parfaitement résolu ce problème.

L'air est le véhicule des odeurs, c'est lui qui les transporte au loin et qui les fait arriver jusqu'à nous; il fallait donc, que l'organe destiné à les sentir fût placé de manière à recevoir continuellement le contact de ce fluide. — Telle est la place que Dieu lui a assignée. Les nerfs olfactifs se rendent dans le seul endroit où il était convenable de les placer, c'est-à-dire, à l'entrée des voies respiratoires, continuellement traversée par l'air qui s'introduit dans les poumons pour subvenir aux besoins de la respiration.

Il ne suffisait pas de faire terminer les nerfs
olfactifs indifféremment dans tel ou tel point
de l'entrée des voies respiratoires, il fallait encore choisir une place convenable, et munir
l'extrémité de ces nerfs, d'un organe capable
de la protéger et d'assurer ses fonctions : —
la place convenable a été choisie, et nos fosses
nasales, comme notre nez, ont été créées de manière à remplir toutes les conditions deman-
dées.

Les fosses nasales, situées entre la partie
antérieure et médiane de la base du crâne, la
cavité buccale et les fosses orbitaires, sont des
cavités osseuses, irrégulières, anfractueuses,
creusées dans l'épaisseur des os de la partie
moyenne de la face, et prolongées, par des
arrière-cavités, appelées *sinus*, jusque dans
l'épaisseur de plusieurs des os du crâne
(*fig.* 16).

Les fosses nasales, au nombre de deux, sont
séparées l'une de l'autre par une cloison médiane, dont vous voyez une dépendance dans
la cloison qui sépare vos deux narines; et

13.

elles présentent quatre parois dont chacune a reçu un nom.

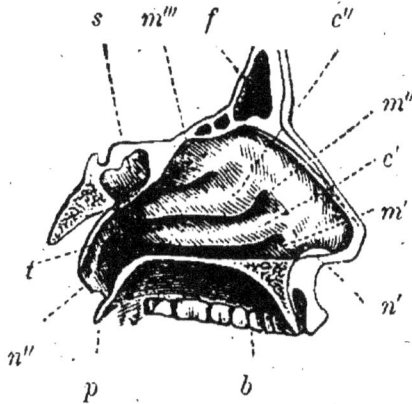

Fig. 16.

Coupe verticale des fosses nasales, représentant la paroi externe d'une de ces cavités : *n'*, la narine ; *b*, la bouche ; *n''*, l'ouverture postérieure des fosses nasales ; *p*, l'extrémité postérieure de la voûte palatine ; *m'*, le méat inférieur, où s'ouvre l'orifice inférieur du canal nasal, et en arrière la trompe d'Eustache *t'* ; *c'*, le cornet inférieur ; *m''*, le méat moyen, dans lequel s'ouvrent, en avant, les cellules ethmoïdales antérieures et les sinus frontaux, *f*, et en arrière le sinus maxillaire ; *c'*, le cornet moyen ; *m'''*, le méat supérieur, où s'ouvrent les cellules ethmoïdales postérieures, et que surmonte le cornet supérieur et l'ouverture des sinus sphénoïdaux, *s*.

La paroi supérieure porte le nom de *voûte* des fosses nasales, l'inférieure celui de *plancher*. La paroi formée par la cloison médiane s'appelle *paroi interne*, et on désigne la dernière sous le nom de *paroi externe*.

Sur cette dernière paroi il existe trois lames

saillantes, recourbées sur elles-mêmes, et connues sous le nom de *cornets* du nez.

Ces cornets, séparés par des gouttières longitudinales nommées *méats*, ont été placés là,
après mûre réflexion, uniquement pour augmenter la surface de la paroi externe.

Chaque fosse nasale a deux ouvertures : une
ouverture postérieure qui, comme vous l'avez
vu, à l'article *Digestion*, se trouve dans le pharynx, et une ouverture antérieure, qui constitue les narines.

L'ouverture antérieure des fosses nasales
est protégée par une espèce de pyramide triangulaire, véritable auvent protecteur, qui a reçu
le nom de *nez*.

Le nez, pour laisser continuellement à l'air
atmosphérique un passage libre, demandait
des parois solides, mais, exposé comme il l'est,
si ses parois avaient été osseuses, elles se seraient fracturées dans les moindres chutes sur
le visage, ce qui aurait considérablement nui
à l'odorat et à la respiration. Il fallait donc
que notre Créateur se préoccupât, en formant

ces parties, et qu'il trouvât un moyen, de les construire de manière à satisfaire à toutes les exigences : c'est ce que Dieu a fait. — Il a donné au nez une charpente formée par trois substances différentes : des os, des cartilages et une lame fibreuse. Il a placé ces substances de telle sorte, qu'inflexible à sa partie supérieure, où se trouvent les os, le nez est flexible à sa partie moyenne, et extrêmement mobile à sa partie inférieure, justement celle qui est la plus exposée aux fractures, puisqu'elle est la plus proéminente.

Cette structure, admirable, des parois du nez, permet aux narines des mouvements de dilatation ; elle facilite l'entrée de l'air qu'elle dirige vers la partie supérieure ou voûte des fosses nasales : précisément sur l'endroit où Dieu a fait terminer les nerfs olfactifs.

Je vous ai dit que les odeurs consistaient dans des particules, d'une ténuité extrême, émanées des corps odorants, et qu'il fallait, pour que nous en ayons connaissance, que ces particules, répandues dans l'atmosphère, vins-

sent en contact avec l'extrémité des nerfs olfactifs. Le problème qui était posé a donc été
résolu, car vous voyez que Dieu a fait terminer les nerfs olfactifs dans un endroit continuellement traversé par l'air atmosphérique.

Dieu ne s'est pas borné à cela, car sa grande
sagesse lui a fait voir, en nous créant, que
le sens de l'odorat serait imparfait s'il se con-
tentait de faire terminer, sans précaution, les
nerfs olfactifs à l'entrée des voies respiratoires.
Dieu a prévu que l'air qui traverse très-rapi-
dement les fosses nasales, pour se rendre aux
poumons, n'aurait pas pu laisser les particules
odorantes, qu'il contient, assez longtemps en
contact avec les nerfs de l'odorat ; aussi a-t-il
tapissé l'intérieur des fosses nasales avec une
membrane muqueuse, très-épaisse, appelée
membrane pituitaire, qui s'étend au delà des
bords des cornets, en disposant les fosses nasales, de telle sorte, qu'elles n'offrent à l'air,
qui les traverse, que des routes étroites et
assez longues ; ce qui prolonge suffisamment
le contact nécessaire.

La membrane pituitaire, comme toutes le
muqueuses, est continuellement lubréfiée pa
un liquide plus ou moins épais, qu'elle sécrèt
et qui a reçu le nom de mucus nasal : — l
morve.

Ce mucus nasal retient les particules odorantes que contient l'air, tandis que ce fluide
traverse les fosses nasales ; il les force à rester
en contact avec la pituitaire, et, comme
c'est dans l'épaisseur de la pituitaire que les
nerfs olfactifs se terminent, en s'épanouissant
en réseau ; c'est donc en contact avec l'extrémité de ces nerfs, que le mucus nasal maintient les particules odorantes qui, sans lui,
auraient suivi jusque dans les bronches, et les
vésicules pulmonaires, l'air qui les charriait.

Une fois en rapport avec les odeurs, les nerfs
olfactifs sont impressionnés, et ils transmettent,
de suite, au cerveau l'impression qu'ils ont reçue.

Un dernier mot. La peau qui tapisse la face
interne des ailes du nez est garnie de poils
assez longs, assez serrés, et assez roides, qui mé-
ritent bien, aussi eux, quelques lignes. Ces

poils, qui vous paraissent peut-être très-inu-
tiles, sont pourtant un bienfait de votre Créateur, et une preuve de sa réflexion. Car ils ne
sont placés à l'entrée des voies respiratoires,
que pour en interdire l'accès aux petits insectes,
et aux corpuscules qui se trouvent dans l'atmosphère et qui, introduits dans le nez, nous pro-
cureraient un chatouillement très-désagréable,
et très-nuisible à l'odorat. — Cette petite barrière, qui est si utile, ne peut rien contre les
odeurs dont les particules sont trop petites pour
être arrêtées par elle.

LE GOUT.

Le goût est celui des cinq sens par lequel nous percevons les saveurs.

Après nous avoir fait présent de l'odorat, la bonté du Créateur ne fut point satisfaite, elle voulut encore nous donner le goût, sens dont la destination est de nous guider dans le choix de notre nourriture, et de nous rendre agréable l'introduction des aliments dans le tube digestif.

Comme il avait eu besoin de le faire pour l'odorat, Dieu, en nous donnant le goût, avait à mettre les substances sapides en contact avec l'extrémité d'un nerf qui fût susceptible d'être impressionné par elles, et qui fût doué de la propriété de transmettre au cerveau l'impres-

sion reçue. Il avait à conduire l'extrémité de
ce nerf dans l'endroit le plus convenable du
tube digestif : dans la bouche ; et, enfin, il
avait à entourer cette extrémité nerveuse de
tout ce qui pouvait faciliter le rôle qu'elle était
appelée à jouer : — tout cela a été fait.

Le doigt du Créateur a conduit l'extrémité
des nerfs du goût dans la membrane papillaire
qui revêt la face supérieure de la langue, seul
endroit qui pouvait convenablement recevoir
cette extrémité nerveuse ; car la langue, grâce
à sa structure et à son extrême mobilité, saisit
les aliments, se moule sur eux, les comprime
entre sa face supérieure et le palais, et ne permet pas, à une seule parcelle de matière, de
s'introduire, dans le pharynx, sans avoir passé
sur sa face supérieure, et, par conséquent,
sans avoir été en contact avec les nerfs du
goût.

Un corps n'est sapide qu'autant qu'il est soluble ; il fallait, pour que le goût ne laissât
rien à désirer, que nos aliments trouvassent sur
la langue un liquide pour les dissoudre. —

Nous possédons ce liquide : c'est la salive. La salive entretient notre langue dans un état continuel d'humidité, tout en concourant puissamment, comme vous l'avez vu, à dissoudre nos aliments.

———————

LE TOUCHER.

Le toucher est celui des sens qui nous fait connaître les qualités palpables des corps.

La vue, l'odorat et le goût, étaient insuffisants pour nous faire connaître toutes les propriétés physiques des corps; ainsi, les qualités palpables, telles que la consistance, la température, la sécheresse ou l'humidité, la configuration extérieure, la pesanteur, etc., demandaient pour être connues de l'homme un organe spécial. — Cet organe spécial nous le possédons dans la *peau*.

La peau, enveloppe du corps humain, destinée à mettre obstacle à l'évaporation des liquides contenus dans le corps, est essentiellement constituée par deux couches : l'une profonde appelée *derme* ou *chorion*, l'autre superficielle appelée *épiderme*.

Le derme est une substance blanchâtre, souple, élastique et très-résistante qui constitue la partie fondamentale, la charpente de la peau. La surface interne du derme recouvre les parties sur lesquelles il s'applique, en masque toutes les inégalités, et leur est unie au moyen d'une couche de tissu cellulaire, plus ou moins épaisse selon les besoins. Sa face externe, ou mieux sa surface, est hérissée d'un grand nombre de petites éminences rougeâtres, appelées *papilles*, qui sont tantôt irrégulièrement disséminées, tantôt linéairement disposées, comme on le voit à la paume de la main et à la plante des pieds.

L'épiderme est une lamelle transparente, véritable vernis, qui se moule sur la surface papillaire, — *surface externe* du derme, — à laquelle il adhère intimement par sa surface interne, pour garantir, contre l'impression trop vive des corps extérieurs, les papilles dont vous allez bientôt connaître l'importance.

La surface externe de l'épiderme n'est autre
chose que la surface libre de la peau, présentant, comme vous le savez, des plis ou sillons
nombreux, et une foule de petites ouvertures,
dont les unes sont les orifices des vaisseaux
sudatoires qui donnent passage à la sueur ; et
les autres, celles de follicules sébacés dont les
fonctions sont de verser, continuellement, à la
surface de la peau, une matière grasse, destinée à entretenir la souplesse de cette membrane.

Ceci posé, comment se fait-il que la peau
nous fasse connaître les propriétés physiques
des corps qui échappent à l'action des autres
sens ? — Dieu a fait rendre dans toutes les papilles du derme l'extrémité des nerfs de la
sensibilité, c'est-à-dire, l'extrémité des nerfs
qu'il a doués de la propriété de recevoir les
impressions qui échappent aux nerfs des autres
sens. Aussi, dès qu'un corps étranger est en
contact avec notre peau et par conséquent
avec les papilles ; les nerfs qui aboutissent
dans ces papilles se trouvent impressionnés

par le contact du corps étranger, et ils transmettent au cerveau l'impression reçue.

Si le Créateur se fût contenté de conduire les nerfs de la sensibilité dans les papilles, et de nous donner ces papilles sans calcul, le sens du toucher serait bien imparfait ; car il est une foule de propriétés que le contact seul des corps étrangers avec les papilles ne peut pas nous faire connaître. Un morceau de fer, par exemple, en contact avec une partie quelconque de notre peau, impressionnera bien les papilles de l'endroit qu'il touchera de manière à nous faire connaître qu'il est un corps dur et froid, mais sa pesanteur, le degré de poli de sa surface, auront besoin, pour être connus, que nos papilles soient portées par des organes spéciaux qui facilitent leur application sur les corps qui les touchent. — Ces organes spéciaux nous ont été donnés dans nos mains.

Nos mains ! mais vous les connaissez déjà. Ne vous ai-je pas dit, en vous parlant du squelette, et en vous faisant admirer toutes les précautions que Dieu a prises en construisant la charpente de ces organes, qu'ils étaient, à eux seuls, une preuve de son existence? Je n'ai donc pas à revenir sur leur compte, aussi me bornerai-je à vous dire que Dieu a revêtu nos mains :

1° D'un épiderme aussi poli et aussi souple que possible ;

2° Qu'il les a douées d'un derme dont la surface est parsemée d'une multitude innombrable de papilles placées avec intelligence où elles sont le plus nécessaires : — à la paume de la main et à l'extrémité des doigts.

Cette disposition, jointe à l'extrême mobilité et à la longueur des doigts, jointe surtout à la faculté si précieuse que Dieu nous a donnée, d'opposer le pouce aux autres doigts, augmente la sensibilité de cette partie en nous permettant d'appliquer la main sur tous les objets, quelle que soit l'irrégularité de leur figure, de les palper, de les soupeser, de prendre connaissance de toutes leurs propriétés physiques.

Malgré toutes ces précautions, le toucher

laissait encore quelque chose à désirer : la pulpe des doigts, étant extrêmement molle, ne pouvait pas saisir et explorer les corps d'un très-petit volume, il fallait donc prévoir cet inconvénient. — Il a été prévu.

Le Créateur a muni la face dorsale de la dernière phalange de chaque doigt, d'une écaille dure, flexible et élastique : de nos ongles, en un mot, dont la seule destination est de soutenir, de protéger, la pulpe des doigts, et par suite de rendre le toucher d'une perfection qui est, sachez-le bien, au-dessus de tout éloge.

Nos ongles, par leur nature, devaient se casser facilement et nous faire, par suite, très-fréquemment défaut. Eh bien ! voyez avec quel soin Dieu a éloigné de nous ce malheur. — Il a donné aux ongles la faculté de se reproduire, sans cesse, pour jouer le rôle qu'il leur a commandé de remplir !

Je m'arrête, mais ce ne sera pas sans vous faire admirer la propriété que Dieu a donnée à l'épiderme de se renouveler à mesure qu'il s'use ; ni la place qu'il a assignée à la main, place qui met cet organe à même de nous servir, sans efforts, soit pour prendre nos aliments, soit pour les porter à notre bouche, soit pour exécuter tout ce que notre volonté peut exiger.

LA VOIX.

La voix est un son que l'homme fait entendre en chassant l'air de l'intérieur de ses poumons.

L'homme, pour être aussi parfait qu'une
créature pouvait l'être, avait besoin de la voix
pour exprimer ses pensées, de l'ouïe pour entendre ses semblables : — Dieu ne lui a pas re-
fusé ces deux précieuses facultés.

Pour comprendre ce que j'ai à vous dire sur
leur compte, il faut que je vous fasse connaître
ce que c'est qu'un son.

Le son n'est autre chose qu'un bruit produit
par les vibrations de l'air, occasionnées par un
mouvement très-rapide de va-et-vient qui se
passe dans les corps sonores. Cela est enseigné et

prouvé dans tous les cours de physique, et vous
savez tous que le son des instruments à cordes :
violons, harpes ou guitares, n'a point d'autre
cause que les vibrations de l'air mis en mouvement par les vibrations des cordes.

Pour les instruments à vent il en est de
même; soufflez dans un tube vide, vous n'obtiendrez rien; car vous ne produirez qu'un
mouvement progressif de l'air; soufflez, au
contraire, dans ce même tube après y avoir
mis un léger obstacle au passage de l'air, et
vous obtiendrez des sons; car l'air, en venant
heurter contre cet obstacle, sera mis en vibration. La couche d'air qui est en vibration cho-
que, comprime légèrement, et fait vibrer, à
son tour, la couche d'air avec laquelle elle est
ne contact ; puis, celle-ci fait la même chose à
sa voisine, et ainsi de suite : aussi le son se pro-
page-t-il dans l'air avec une très-grande vitesse.

Ceci connu, le problème qui se présenta à
notre Créateur, quand il voulut nous donner la
voix et l'ouïe, consistait à nous doter,

1° D'un organe capable de faire vibrer l'air, de manière à produire des sons ;

2° D'un organe doué de la faculté de nous faire connaître les sons produits par les corps vibrants : c'est ce que Dieu a fait en nous donnant le larynx et l'oreille.

Le larynx, dont la forme est celle d'une pyramide triangulaire à sommet tronqué,—voyez la figure 2,— est une sorte de boîte composée de plusieurs pièces mobiles les unes sur les autres, et présentant deux ouvertures.

L'ouverture supérieure donne dans le pharynx : je vous en ai déjà parlé.

L'ouverture inférieure fait communiquer le larynx avec la trachée-artère.

Comme vous le voyez, le larynx est situé à la partie antérieure et supérieure du cou, où votre doigt peut parfaitement le sentir ; car, la saillie que vous connaissez tous, sous le nom de *pomme d'Adam*, — le *cartilage thyroïde*, — est formée par l'une des pièces qui le composent.

Dans son intérieur, le larynx est tapissé par

une membrane muqueuse qui fait suite à celle
du pharynx, et qui forme, vers son milieu,
deux grands replis latéraux, dirigés d'avant en
arrière, et disposés, à peu près, comme les
bords d'une boutonnière.

Ces replis sont les cordes vocales : — *ligaments inférieurs* de la glotte, — susceptibles
de se tendre et de se rapprocher, plus ou
moins, de manière à agrandir ou à diminuer la
fente : — l'ouverture de la glotte, — qui les sépare.

Un peu au-dessus des cordes vocales, se
trouvent deux autres replis, formés également
par la membrane muqueuse du larynx ; on les
appelle *ligaments supérieurs* de la glotte. On
nomme *ventricules* du larynx, les enfonce-
ments latéraux qui se trouvent entre les replis
ou ligaments supérieurs et inférieurs, et enfin,
l'espace compris entre ces quatre replis constitue ce qu'on appelle la *glotte*.

L'ouverture supérieure du larynx est surmontée par une espèce de languette fibro-
cartilagineuse, nommée *épiglotte*, qui est

14.

fixée, par sa base, au-dessous de la racine de
la langue, et qui s'élève obliquement, dans le
pharynx où nous lui avons déjà vu jouer un
rôle pendant la déglutition.

Si vous avez lu attentivement les détails que
je viens de vous donner, vous allez comprendre
très-facilement le mécanisme de la voix.

Vous savez que le larynx, grâce à la position
que le Créateur lui a assignée, est continuellement traversé par l'air, soit que ce fluide se
rende aux poumons, soit qu'il en revienne.

Dans l'état ordinaire, l'air est introduit dans
les voies respiratoires et expulsé des poumons
sans produire aucun son dans le larynx, mais,
lorsque nous voulons produire un son, des
nerfs, soumis à notre volonté, font contracter
neuf petits muscles, disposés, par l eCréateur,
avec tant d'habileté, que leur contraction fait
mouvoir les cartilages qui forment le larynx.
Or, ces cartilages sont eux-mêmes si parfaitement construits, et si habilement articulés entre eux, que les mouvements qu'ils exécutent,
sous l'influence de ces contractions musculai-

res, tendent, plus ou moins, rapprochent ou écartent, plus ou moins, les cordes vocales.

Alors qu'arrive-t-il, lorsque les cordes vocales sont rapprochées ?

Le courant d'air, venant des poumons, et trouvant un obstacle à sa sortie, heurte contre elles, les écarte, et sort avec rapidité.

Mais ces lèvres élastiques qui ont cédé pour un moment reviennent sur elles-mêmes, puis sont écartées de nouveau, et ces mouvements continuels de va-et-vient font vibrer l'air et produisent la voix.

Si le Créateur se fût contenté d'assurer cette vibration de l'air dans le larynx sans se préoccuper davantage des cordes vocales, nous posséderions la voix, il est vrai, mais cette voix serait bien monotone, car elle aurait toujours le même ton. Nous ne pourrions produire ni son aigu, ni son grave, nous aurions, en un mot, un larynx imparfait et une voix désagréable.

Ce cas n'a point échappé à la science créatrice. — Dieu a disposé et articulé, de telle sorte, les cartilages du larynx, que, sous l'influence des contractions musculaires de cet organe, non-seulement ils tendent et relâchent, à des degrés variés, les cordes vocales, mais encore ils les raccourcissent autant que cela est nécessaire pour produire toutes les variétés de sons qui flattent si agréablement nos oreilles.

La voix qui sort du larynx n'est qu'une voix brute, car le larynx n'est, relativement à la voix, que ce qu'est l'embouchure pour la flûte, l'anche pour le basson. Il fallait donc que Dieu, après tout ce qu'il venait de faire, s'occupât encore de perfectionner son œuvre. Eh bien! Dieu n'a rien négligé : — il a satisfait à toutes les exigences en plaçant le larynx dans la position qu'il occupe ; car la voix est convenablement modifiée en traversant le pharynx, la cavité buccale et les fosses nasales.

Je ne quitterai pas le larynx sans vous dire que l'épiglotte, à qui vous avez vu remplir un rôle si important dans la digestion, en joue un presque aussi essentiel dans la production de la voix. Suivant le célèbre professeur Magendie, Dieu, tout en nous la donnant comme gardienne de l'entrée du larynx, l'a aussi chargée de jouer, dans la voix, le rôle que M. Grénié fait jouer, dans les tuyaux d'orgues, aux soupapes molles et mobiles qu'il y place pour permettre d'enfler le son sans modifier le ton.

Enfin, la voix, en traversant la bouche, est coupée. La percussion plus ou moins rapide des lèvres la modifie, et les mouvements de la langue, contre les dents et le palais, nous permettent d'articuler des mots et, par conséquent, nous donnent la parole.

L'OUIE.

L'ouïe est celui des cinq sens par lequel nous percevons les sons.

La parole nous étant donnée, le Créateur n'avait plus, pour nous doter de l'ouïe, qu'à faire arriver les vibrations sonores de l'air en contact avec l'extrémité d'un nerf qui fût susceptible d'être impressionné par elles, et qui fût doué de la propriété de transmettre, au cerveau, l'impression reçue. — C'est ce qu'il a fait.

Mais, comme il y a une foule de variétés dans les sons, il fallait que le Créateur conduisît l'extrémité des nerfs de l'ouïe dans un organe spécial, convenablement placé, et construit avec une telle habileté, qu'il pût, tout en protégeant cette extrémité nerveuse, la mettre à même d'être impressionnée de manière à nous donner connaissance de tous les sons, depuis les plus forts jusqu'aux plus faibles. — Eh bien ! jetez, avec moi, un coup d'œil sur l'oreille, et vous verrez que le Créateur a réuni, dans cet organe, tout ce qui était nécessaire à la perfection de l'ouïe.

Située le plus avantageusement possible pour les fonctions qu'elle est appelée à remplir, l'oreille se compose de trois parties connues sous les noms d'*oreille externe*, d'*oreille moyenne* et d'*oreille interne*.

L'oreille externe, que vous connaissez tous, est constituée par tout ce que votre œil peut apercevoir de l'organe de l'audition. Vous savez donc qu'elle se compose du pavillon de l'oreille et du conduit auriculaire, dont l'ensemble forme un véritable cornet acoustique.

La partie rétrécie de ce cornet, c'est-à-dire, le conduit auriculaire ou mieux le conduit auditif externe, s'enfonce dans l'os temporal, et se termine, en formant un cul-de-sac, après

avoir parcouru un trajet d'une longueur d'environ 3 centimètres.

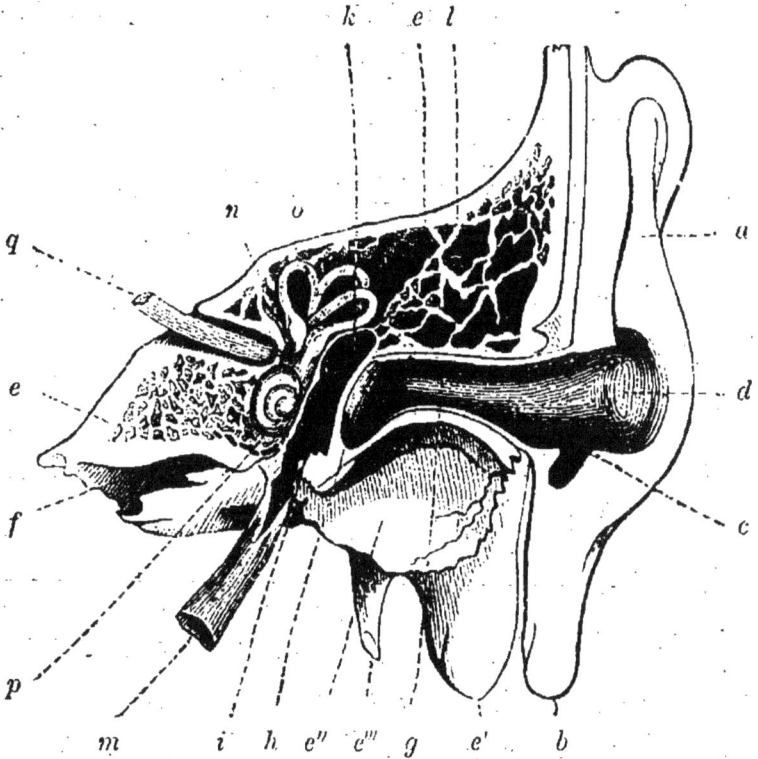

Fig. 17.

L'appareil auditif un peu grossi pour mieux distinguer les parties
intérieures : *a*, le pavillon de l'oreille ; *b*, le lobule du pavillon ; *c*,
l'antitragus ; *d*, la conque ; *ee*, portion de l'os temporal appelée
le *rocher* ; *e'*, apophyse mastoïde ; *e"*, fosse glénoïdale ; *e'''*, apophyse styloïde ; *f*, extrémité du canal carotidien ; *g*, conduit auriculaire ; *h*, membrane du tympan ; *i*, caisse du tympan, dont
on a retiré les osselets ; *k*, ouvertures conduisant dans les cellules
l, dont le rocher est creusé (on aperçoit au-dessous la fenêtre
ovale et la fenêtre ronde) ; *m*, trompe d'Eustache ; *n*, le vestibule ;
o, les canaux demi-circulaires ; *p*, le limaçon ; *q*, le nerf acoustique.

Le fond de ce cul-de-sac, qui est circulaire et très-obliquement coupé de haut en bas, et de dehors en dedans, est terminé par une cloison membraneuse, demi-transparente, vibratile et sèche comme un morceau de parchemin, qui a reçu le nom de *tympan* en raison de sa ressemblance avec une peau de tambour : — *tympanum*).

La peau qui tapisse les parois du conduit auditif externe renferme une foule de follicules sébacés fournissant une matière jaune et amère : — le cérumen.

L'oreille moyenne, ou caisse du tympan, n'est séparée de l'oreille externe, à laquelle elle fait suite, que par la membrane du tympan. C'est une cavité, de forme irrégulière, creusée dans la partie antérieure de l'os le plus dur du crâne, — le rocher, — et nous offrant quatre parois : une externe, une interne, une postérieure et une inférieure.

La paroi externe vous est connue : elle est formée par la membrane du tympan.

La paroi interne est située en face de l'externe, et elle nous offre deux trous (voyez la *fig.* 17) qui sont, aussi eux, bouchés par une membrane tendue, analogue à la membrane du tympan, et qui ont reçu, en raison de leur forme, les noms de *fenêtre ovale* et de *fenêtre ronde.*

Si, de la paroi interne, nous portons nos regards sur la paroi inférieure, nous y verrons l'embouchure d'un canal, appelé trompe d'Eustache, conduit long et étroit, qui va s'ouvrir à la partie postérieure des fosses nasales, et qui établit, par conséquent, une communication entre le pharynx et l'oreille moyenne.

Si j'ajoute, à tout ce que je viens de vous dire, que l'oreille moyenne est traversée par une chaîne formée par quatre petits os, articulés entre eux d'une manière admirable (*fig.* 18) ; si je mentionne que l'un de ces os, appelé le *marteau*, appuie sur le tympan (*fig.* 19), et qu'un autre, appelé l'*étrier*, repose sur la membrane qui ferme la fenêtre ovale ; si je dis enfin que ces osselets possèdent quatre petits muscles destinés à les mettre en mouvement, je vous aurai donné une idée exacte et complète de l'oreille moyenne.

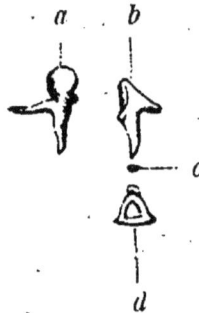

Fig. 18.

Osselets de l'ouïe: *a*, le marteau ; *b*, l'enclume; *c*, l'os lenticulaire; *d*, l'étrier.

L'oreille interne ou labyrinthe, qui, plus que toute autre partie de l'organe de l'ouïe, avait besoin de protection, est renfermée tout entière dans le rocher. Elle se compose (voyez la *fig.* 17) de trois parties différentes qui ont reçu les noms de *vestibule*, de *canaux demi-circulaires* et de *limaçon*.

Le vestibule, centre de l'oreille interne, est un véritable carrefour intermédiaire aux canaux demi-circulaires et au limaçon. Il est situé dans la direction de l'axe prolongé du conduit auditif interne, et il communique avec la caisse du tympan par la fenêtre ovale.

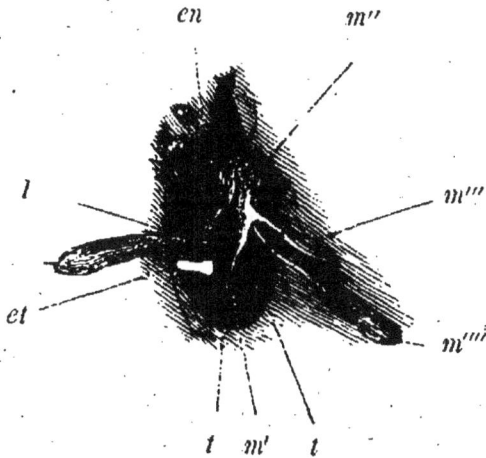

Fig. 19.

Intérieurde la caisse du tympan : *t*, membrane du tympan, formant la paroi externe de la caisse; *m*, manche du marteau, dont l'extrémité s'appuie sur le milieu du tympan; *m″*, tête du marteau s'articulant avec l'enclume *en*; *m‴*, apophyse qui naît au-dessous du col du marteau, s'enfonce dans la scissure glénoïdale, et donne attache par son extrémité au muscle antérieur du marteau; *m‴*, muscle interne du marteau; *en*, l'enclume, dont la branche horizontale s'appuie contre la paroi de la caisse, et la branchev erticale s'articule avec l'os lenticulaire *l*; *et*, l'étrier, dont la base s'appuie sur la membrane de la fenêtre ovale; *k*, le muscle de l'étrier.

De la face supérieure et postérieure du vestibule s'élèvent trois cylindres ou tubes, égaux en diamètre, recourbés en cercle, qui constituent ce qu'on appelle les *canaux demi-circu-*

laires ; canaux communiquant avec le vestibule au moyen de cinq ouvertures.

Enfin, à la partie inférieure et interne du vestibule se trouve le limaçon, organe contourné en spirale et offrant une analogie singulière avec la coquille du mollusque dont il porte le nom. Le limaçon est divisé, intérieurement, en deux parties, par une cloison étendue de la base au sommet. Des deux cavités, — *rampes du limaçon,* — qui résultent de cette division, l'interne est en rapport avec la fenêtre ronde, tandis que l'externe s'ouvre dans le vestibule.

L'intérieur du vestibule, des canaux demi-circulaires et du limaçon, est tapissé par une membrane qui n'adhère pas intimement aux parois osseuses de ces cavités, mais qui est seulement suspendue dans leur intérieur. Il résulte de cette disposition que cette membrane flotte dans un liquide aqueux, dont le Créateur a rempli l'oreille interne : elle forme, en même temps, des poches qui sont elles-mêmes distendues par un autre liquide.

Ces détails vous étant donnés, je n'ai plus qu'à vous dire, avant de vous expliquer le mécanisme de l'audition, que Dieu a conduit dans l'intérieur de ces poches membraneuses, et fait plonger dans le liquide qui les remplit, l'extrémité du nerf qu'il a doué de la propriété d'être impressionné par les vibrations sonores de l'air. Lorsqu'un son se produit, les vibrations sonores de l'air viennent frapper sur la conque de l'oreille. Par suite de ce choc, ces vibrations mettent en mouvement l'air contenu dans cette partie, et elles augmentent d'intensité tout en étant réfléchies et transmises aux parois du conduit auriculaire qui, grâce à sa forme, les fait parvenir jusqu'à la membrane du tympan.

Cette membrane, placée sur le chemin des ondes sonores, vous paraît peut-être un obstacle à la transmission des vibrations de l'air; eh bien ! détrompez-vous; elle n'a été créée, au contraire, que pour faciliter la transmission des vibrations sonores de l'air vers l'extrémité du nerf de l'audition.

Sa présence est donc un indice de la science physique de notre Créateur; car elle nous prouve que Dieu, en nous dotant de cette membrane, connaissait et appliquait ce que nous savons, nous autres, depuis bien peu de temps, grâce à l'illustre physicien Savart : que les sons, lorsqu'ils viennent à frapper sur une membrane mince et médiocrement tendue, y excitent très-facilement des vibrations. Mais ce n'est pas tout; la présence du tympan nous prouve encore jusqu'à quel point le Créateur réfléchissait et calculait en nous donnant l'organe de l'ouïe; car cette membrane empêche, d'accord avec les membranes de la fenêtre ronde et de la fenêtre ovale, les vibrations sonores, qui arrivent au nerf acoustique, d'être assez intenses pour endommager cet organe délicat. Je vous prouverai dans un instant ce que j'avance; mais, avant, permettez-moi de suivre la marche des ondes sonores, depuis le point où nous en étions restés, jusqu'au nerf auditif.

Lorsque les sons viennent frapper le tympan, cette membrane entre facilement en vibration, et ses vibrations se transmettant, aux osselets de l'ouïe, à l'air qui remplit l'oreille moyenne, aux parois de cette cavité, parviennent facilement aux membranes qui ferment la fenêtre ovale et la fenêtre ronde.

Ces membranes, dont la ressemblance avec la membrane du tympan est frappante, entrent, comme elle, en vibration, et font vibrer le liquide aqueux qui remplit l'oreille interne.

Les vibrations de ce liquide font vibrer, à leur tour, les parois des poches membraneuses qui flottent dans son intérieur. Les parois de ces poches transmettent au liquide qu'elles renferment, et par suite, aux filets terminaux du nerf acoustique qui plongent dans son intérieur, les vibrations qui les agitent. — Ces vibrations impressionnent cette extrémité nerveuse de manière à nous donner connaissance des sons.

Si l'oreille moyenne était privée d'air, l'audition serait excessivement difficile ; car les vibrations du tympan ne se transmettraient à l'oreille interne que par les osselets et les parois osseuses de la caisse ; ce qui serait tout à fait insuffisant. Il fallait que le Créateur s'occupât de ce point, et c'était un nouveau problème qui, pour être résolu, présentait une certaine difficulté. Car, si Dieu se fût contenté d'emprisonner de l'air dans l'oreille moyenne, seulement au moment de la création, sans établir de communication entre l'oreille moyenne et le dehors, cet air, ainsi renfermé, n'aurait pas tardé à être absorbé et à disparaître. — La seule chose qui pouvait être faite a été exécutée : Dieu nous a dotés de la trompe d'Eustache uniquement pour mettre l'oreille moyenne en communication avec le pharynx. Grâce à cette disposition, la caisse du tympan est toujours remplie d'air, et ce fluide s'y renouvelle avec la plus grande facilité.

Ce n'est pas tout : je vous ai promis de vous prouver que Dieu nous avait donné le tympan pour empêcher les vibrations sonores qui parviennent jusqu'au nerf acoustique d'être assez intenses pour endommager cet organe; il me reste à tenir ma promesse.

Si l'on met, auprès d'une membrane quelconque, un corps sonore en vibration, on
prouve, en physique, que, sans rien changer à
l'intensité du son, on peut augmenter ou diminuer, à volonté, l'étendue des mouvements
vibratoires de cette membrane, suivant qu'on
diminue ou qu'on augmente sa tension.

Ceci posé, si le Créateur avait été prévoyant,
avouez qu'en permettant à la membrane du
tympan de se tendre, à des degrés différents,
suivant l'intensité des sons, il nous aurait montré sa science, et nous aurait préservés des inconvénients que pouvaient nous occasionner
des sons trop forts. Eh bien ! c'est ce qui a été
fait. — Tel est l'unique motif qui a porté Dieu à
nous donner les osselets qui se trouvent dans
l'oreille moyenne.

Un son très-intense se produit-il ? le petit
osselet, le marteau, qui est en contact avec le
tympan, exerce sur cette membrane une pression, plus ou moins forte, qui la tend selon la
nécessité. Le petit os qui est en contact avec la
membrane de la fenêtre ovale, la tend pareille-

ment; et, comme cette membrane, ainsi tendue, refoule un peu le liquide qui remplit l'oreille interne, ce liquide tend à son tour la membrane de la fenêtre ronde.

Cette tension des trois membranes, variant autant que cela est nécessaire, les empêche de vibrer trop fortement sous l'influence des sons très-intenses qui, sans cette précaution, auraient impressionné beaucoup trop vivement, et auraient même endommagé le nerf, si délicat, de l'ouïe.

Il m'est impossible de terminer ce chapitre sur l'ouïe sans vous dire que le cérumen, cette humeur onctueuse et jaune que tout le monde connaît, parce qu'elle salit les oreilles des gens malpropres, ne nous a été donné que dans un but d'utilité. Il sert, dit le savant Sœmmering, à atténuer l'intensité des ondes sonores, et à écarter les insectes qui, sans lui, s'introduiraient dans l'oreille externe et gêneraient considérablement l'audition.

CONCLUSION.

Je vous disais, en commençant, *l'homme, structure et fonctions de ses organes démontrant l'existence de Dieu :* de deux choses l'une, ou nous sommes les créatures d'un Dieu, ou nous avons été formés par le hasard secondé par les combinaisons chimiques d'une matière existant de toute éternité.

Si nous sommes l'œuvre d'un Dieu, notre corps, examiné impartialement, pièce par pièce, avec autant d'attention qu'un horloger en apporte dans l'examen des rouages d'une montre qu'il veut apprécier, doit nous fournir des preuves d'un plan préconçu, de la réflexion, et de la sage prévoyance de son auteur.

Au contraire, si nous sommes les produits

du hasard et des combinaisons chimiques;
comme le hasard et les combinaisons chimiques ne raisonnent pas, nous ne trouverons,
dans le corps de l'homme, aucun indice de
prévoyance et de réflexion.

En présence de ce que vous venez de voir,
dites-moi, ne faut-il pas être fou pour se dire
athée? est-il permis à un homme raisonnable
de revendiquer la paternité du hasard? Pourtant ce que j'ai écrit n'est rien auprès de ce que
j'aurais pu dire! Je ne vous ai fait connaître
que la plus faible partie des précautions prises
par le Créateur pour rendre notre corps aussi
parfait que possible, et pour assurer les fonctions de nos organes.

J'ai été forcé, sous peine d'être ennuyeux
et inintelligible pour tout autre que pour un
anatomiste, de passer sous silence tout ce que
Dieu a fait pour assurer les mouvements, si
différents, qui se passent dans chacune de nos
articulations.

Il a fallu me borner à des généralités sur
le système musculaire, tandis que chaque

muscle pris et examiné isolément, soit dans
ses attaches, soit dans sa position, nous aurait
fourni une preuve de la réflexion et de la
science du Créateur.

J'ai été forcé de me taire complétement sur
les précautions prises par Dieu pour permettre à ce chef-d'œuvre qui sortait de ses mains
de produire, tant que la terre durera, des êtres
semblables à lui. Enfin, j'ai été obligé de laisser
de côté une foule de choses qui feraient votre
admiration, s'il m'était permis de les signaler.

Malgré cette quantité de preuves de l'existence de Dieu, laissées de côté, je vous en ai
montré assez pour que vous soyez obligés de
reconnaître que vous êtes l'œuvre d'un Dieu.

Fussiez-vous le plus vicieux des athées de
mauvaise foi, il vous est impossible de révo-
quer en doute ce que j'ai avancé dans cet ouvrage : vous n'avez pas la possibilité de dire
que mes assertions sont au-dessus de votre intelligence, car vous êtes à même de comprendre ce que je vous ai dit, et d'en vérifier l'exac-
titude, soit en vous examinant, soit en consi-

dérant un de vos semblables, soit en allant
dans un musée d'histoire naturelle voir un
squelette et les autres parties, plus ou moins
bien disséquées et conservées, du corps humain.

Craignez-vous de vous en rapporter à votre
propre examen, consultez n'importe lequel
des anatomistes : fût-il le pire des matéria-
listes, il sera obligé de vous dire que tout ce
que j'ai avancé est parfaitement vrai, et que
vous êtes véritablement l'œuvre d'un créateur
infiniment savant, d'un Dieu qui a tout calculé
et qui a tout prévu.

L'athéisme n'est donc plus possible ; arrière le hasard, arrière les doctrines des combinaisons chimiques, de l'électro-magnétisme, etc., etc. !

Athées de bonne foi par ignorance, je vous
ai montré, dans votre corps, la preuve de l'existence de votre Dieu.

Savants hardis et égarés, qui cherchez Dieu
dans les astres, dans les éléments, et qui pré-
tendez ne pouvoir trouver une preuve certaine

de son existence, et cela, parce que votre intelligence orgueilleuse est trop bornée pour comprendre l'immensité de Dieu, je vous ai fait voir que vous portez, en vous, cette preuve que vous cherchez au loin.

Athées de mauvaise foi, cœurs froids et ingrats, qui reniez Dieu parce qu'il vous gêne, et qui cherchez à vous persuader, et à persuader aux autres, qu'il n'existe pas, parce que vous craignez les châtiments qu'il réserve aux méchants; je vous ai mis dans l'impossibilité de pouvoir méconnaître votre auteur, dans l'impossibilité de pouvoir conserver plus longtemps le doute dans un cœur que vous profanez. Je vous ai forcés à dire, au moins tout bas, ce que tout homme sensé ne peut s'empêcher de proclamer bien haut : Je crois en Dieu, le Père tout-puissant, créateur du ciel et de la terre : *Credo in Deum, Patrem omnipotentem, creatorem cœli et terræ.*

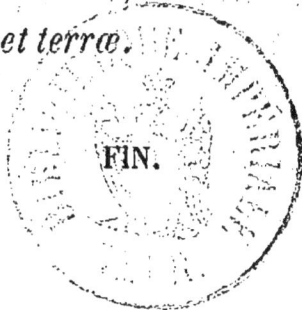

FIN.

TABLE DES MATIÈRES

FIN DE LA TABLE.

Corbeil, typ. et stér. de Crété.

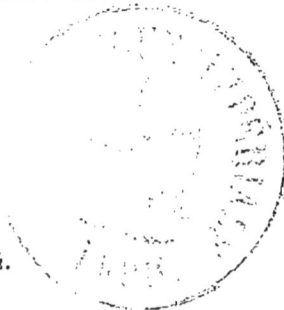

www.ingramcontent.com/pod-product-compliance
Lightning Source LLC
Chambersburg PA
CBHW070252200326
41518CB00010B/1763